たった5分の「足指つかみ」で腰も背中も一生まがらない！

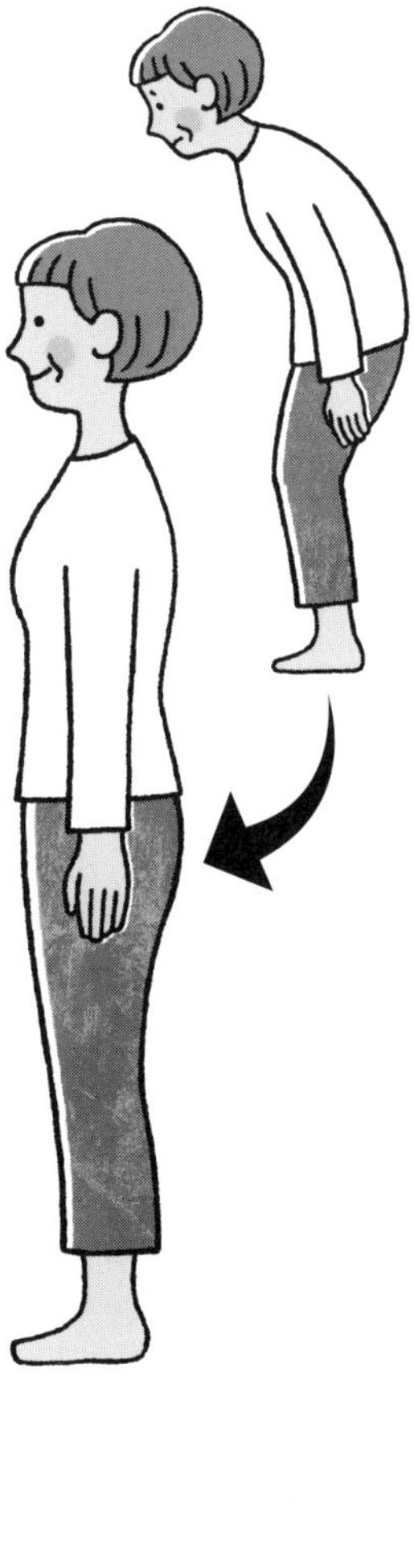

湯浅慶朗
Yoshiro Yuasa

PHP

「足指つかみ」で背すじが伸びる！

広げて伸ばした足指を床にしっかりとつくことで、体の重心を正しい位置に置くことができます。体のゆがみが改善し、背まがり、腰まがりを解消。

（症例画像著者提供）

Before

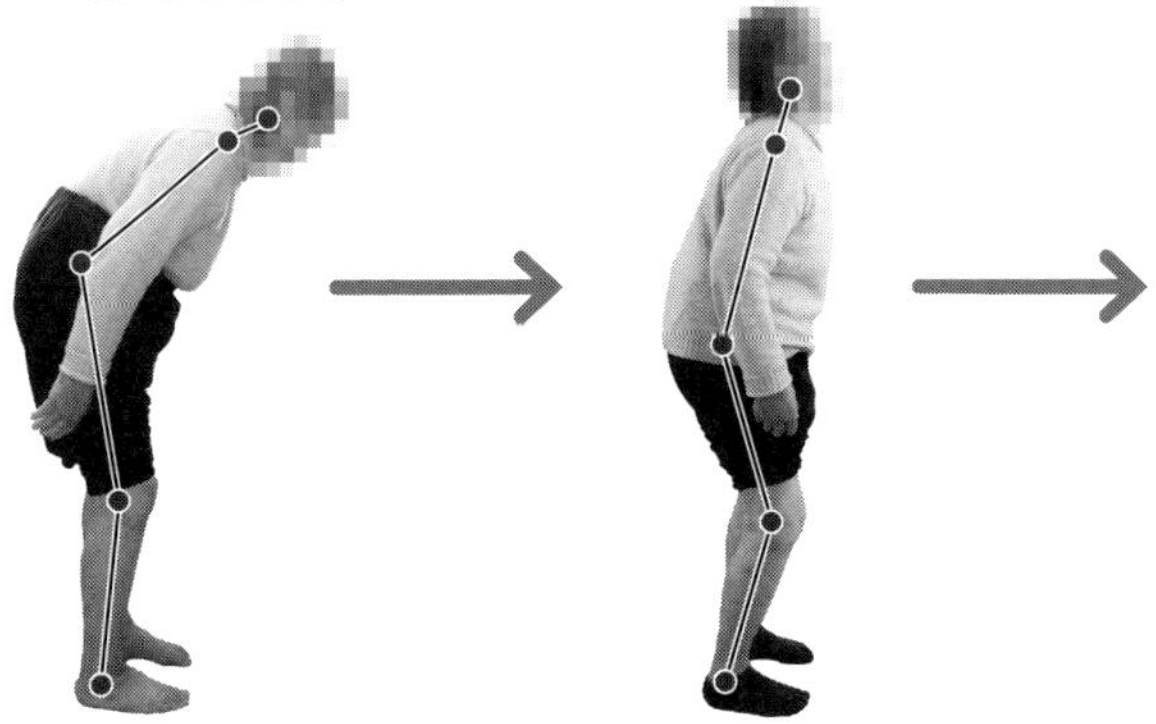

After
2週間後

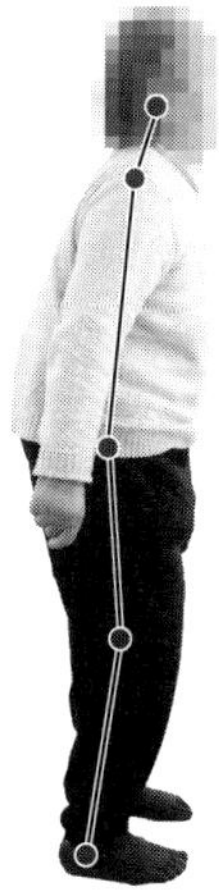

骨盤が後傾しバランスをとるために腰がまがった状態から、頭部が前に出ることなく、姿勢を保てるように。

（80代女性）

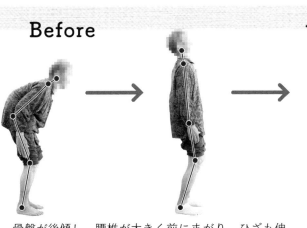

Before

After
2週間後

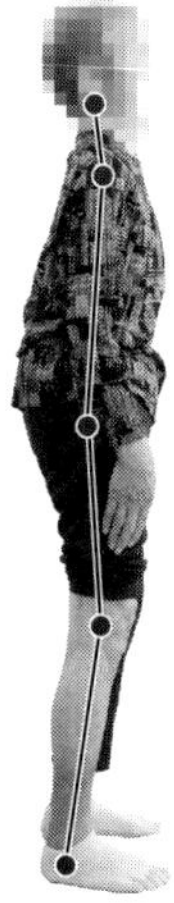

骨盤が後傾し、腰椎が大きく前にまがり、ひざも伸びていない状態から、腰とひざが伸び、前傾姿勢が改善。

（80代女性）

Before

After
2週間後

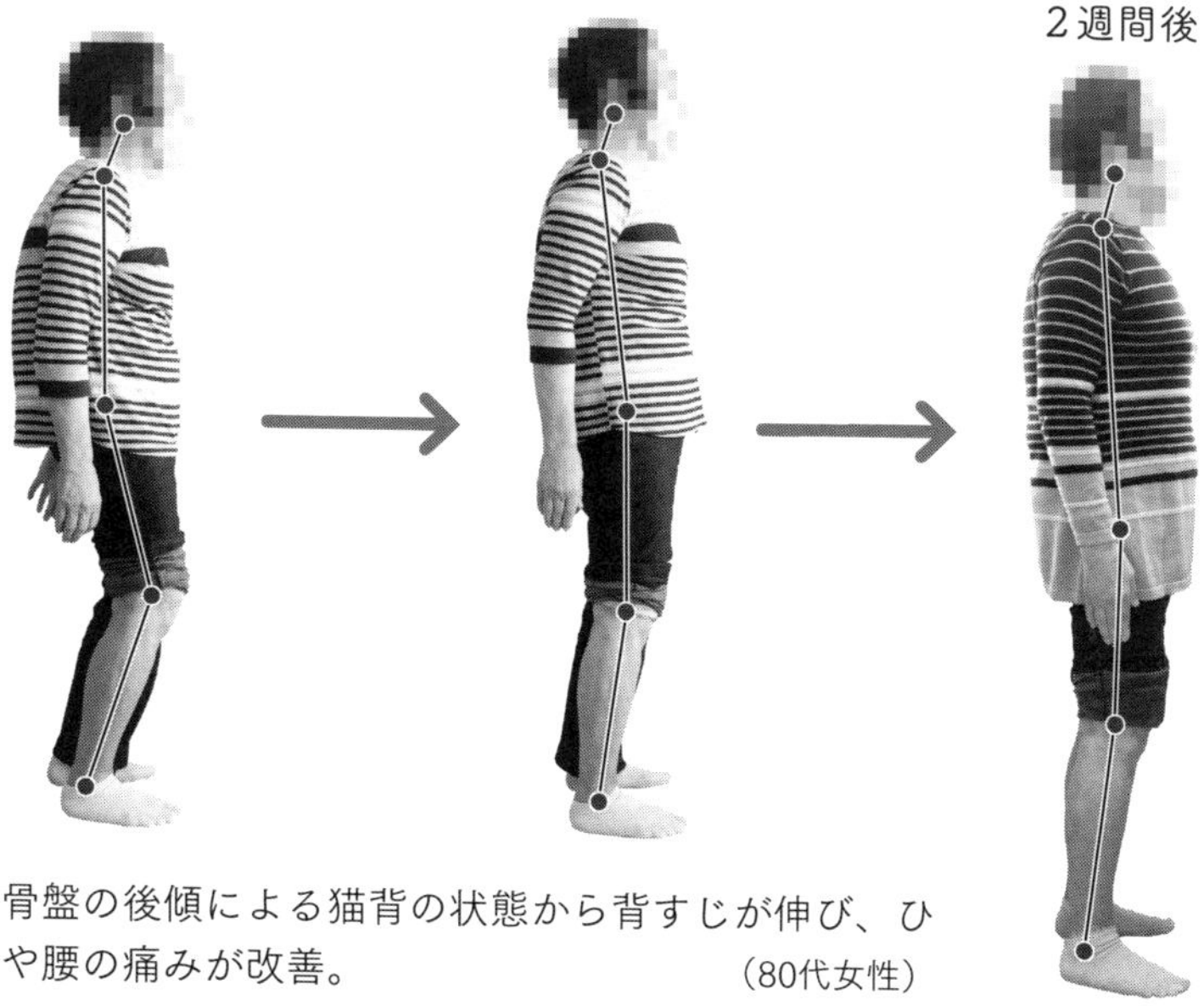

骨盤の後傾による猫背の状態から背すじが伸び、ひざや腰の痛みが改善。
（80代女性）

Before

After
2週間後

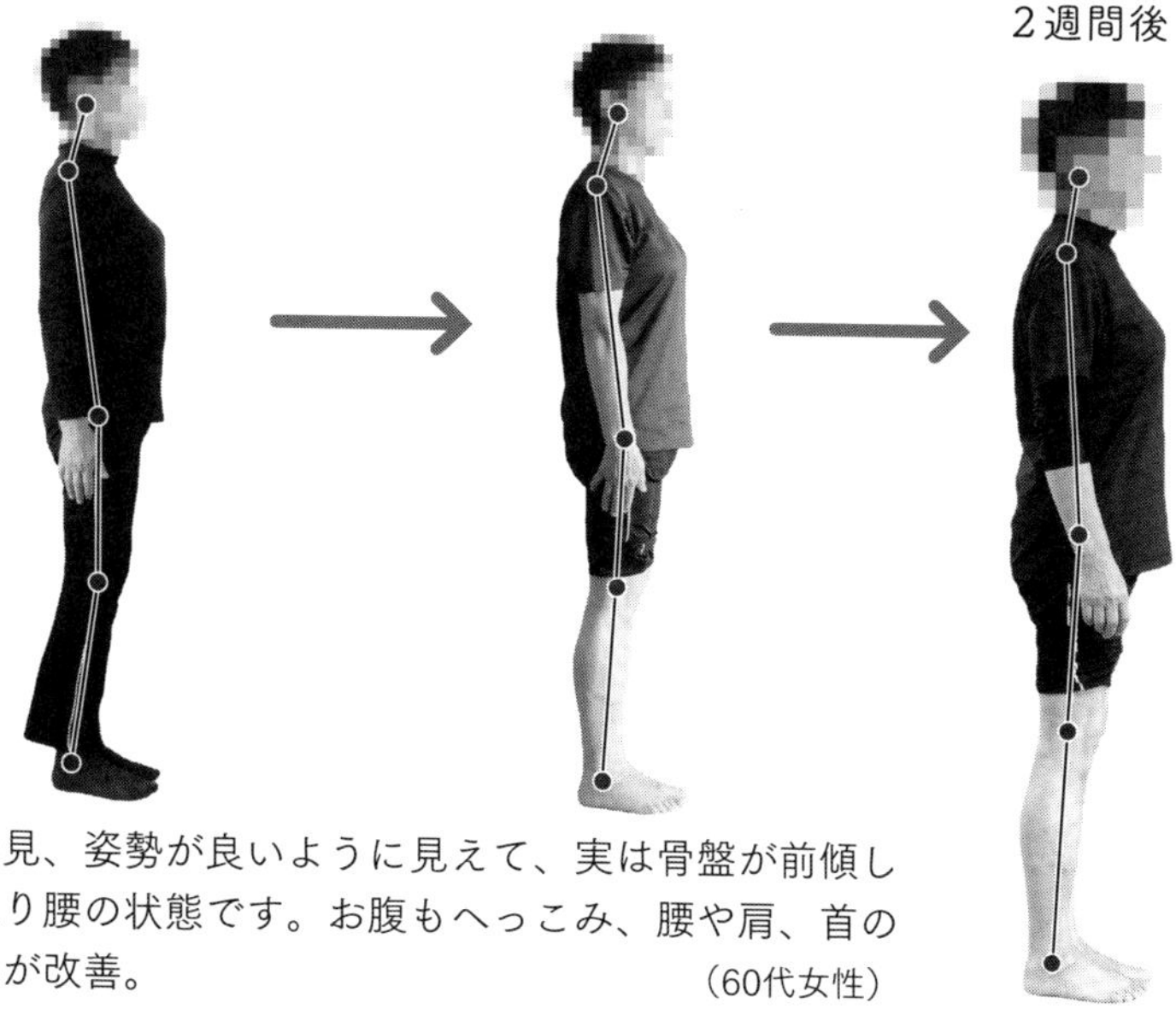

一見、姿勢が良いように見えて、実は骨盤が前傾した反り腰の状態です。お腹もへっこみ、腰や肩、首の痛みが改善。
（60代女性）

はじめに

背まがりや腰まがり、猫背や反り腰などに悩んでいる方の多くが、腰や背中自体に問題があると思い込んでいます。痛みも同じで、腰痛や股関節痛、ひざ関節痛があると、腰や股関節、ひざに原因があると考えがちです。ところが、こうした姿勢の悪さや体のあちこちに生じる痛みやしびれなどの原因は、元をたどっていくと足にあるケースが少なくありません。

足は体の重みをしっかり支えながら、体の動きに合わせて重心を移動させ、体をスムーズに動かしたり、バランスを保ったりする役目を果たしています。その役割が十分果たせなくなると、体の重心がずれて姿勢がくずれたり、アンバランスな体勢を支えるために、筋肉や関節に負荷がかかり、痛みやしびれを生じさせたりするのです。足がそうした役割を担うには、足本来の機能が発揮できなければなりません。

ところが、ほとんどの人の足はなんらかの機能不全に陥っています。その理由は、足指が十分に〝使えていない〟からです。自分の足指を見てみてください。まっすぐ伸びていますか。地面から浮いていませんか。次に、足指を動かしてみてください。開いたり閉じたりが自在にできますか。ギュッとまげることができますか。これらのことができなければ、足指が〝使えている〟とはいえないのです。足指が〝使えていない〟と、足の筋肉が衰え、足が変形したり、アーチがなくなったりします。その結果、足で体重を支え、体のバランスをとることができなくなるのです。

本書では、足の機能を取り戻す方法を紹介するとともに、足指を使って歩くことの大切さを訴えています。姿勢の悪さが気になる方も、腰やひざの痛みが辛い方も、足の変形が気になる方も、まず、足の機能回復に取り組んでみてください。「歳をとってからでは無理でしょう」と思われるかもしれませんが、年齢は関係ありません。70歳になっても80歳になっても、足のケアに取り組めば、足指が〝使える〟ようになりますし、足が健康になると、おのずと体のあちこちの痛みやしびれも改善し、姿勢も良くなります。一生元気で過ごすために、一日も早く、健康な足を取り戻しましょう。

湯浅慶朗

たった5分の「足指つかみ」で腰も背中も一生まがらない！　もくじ

第1章　なぜ腰はまがっていくの？

第2章

体のゆがみの原因は足指にある

第3章

すぐにはじめる「足指つかみ」

第4章 足指を健康に保つ生活習慣

編集協力　石原順子
装幀イラスト　やまだやすこ
本文イラスト　杉山美奈子
装幀デザイン　小口翔平＋阿部早紀子(tobufune)
本文デザイン・組版　朝日メディアインターナショナル株式会社

本書では湯浅慶朗氏が足病医学に基づいて考案した、「ひろのば体操」を「足指つかみ」として紹介しています。

第1章
なぜ腰は まがっていくの？

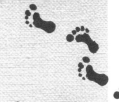

腰がまがるのは年齢のせいではない

腰まがりや背まがりはどうして起きる？

加齢とともに姿勢が悪くなり、腰や背中がまがり、立ち姿が老けて見えてしまうことを気にする女性は少なくありません。見た目の問題だけでなく、首・肩のこりや腰痛、股関節痛、ひざ痛などに悩まされる人もいます。痛みがあると、疼痛部位に負担をかけまいとして、立ち方や歩き方も不自然になり、別の部位の筋肉や関節に負荷をかけることになるため、そこに新たな痛みが生じてしまうこともあります。

「腰まがりや背まがりが生じるのは、背骨や椎間板の経年劣化によるもの」と諦めているかもしれませんが、それは誤解です。骨や椎間板は経年劣化はしません。あるいは、「歳をとると筋肉が衰えてしまうから、腰がまがってしまう」と思い込んでいる

悪い姿勢が腰まがりを引き起こす

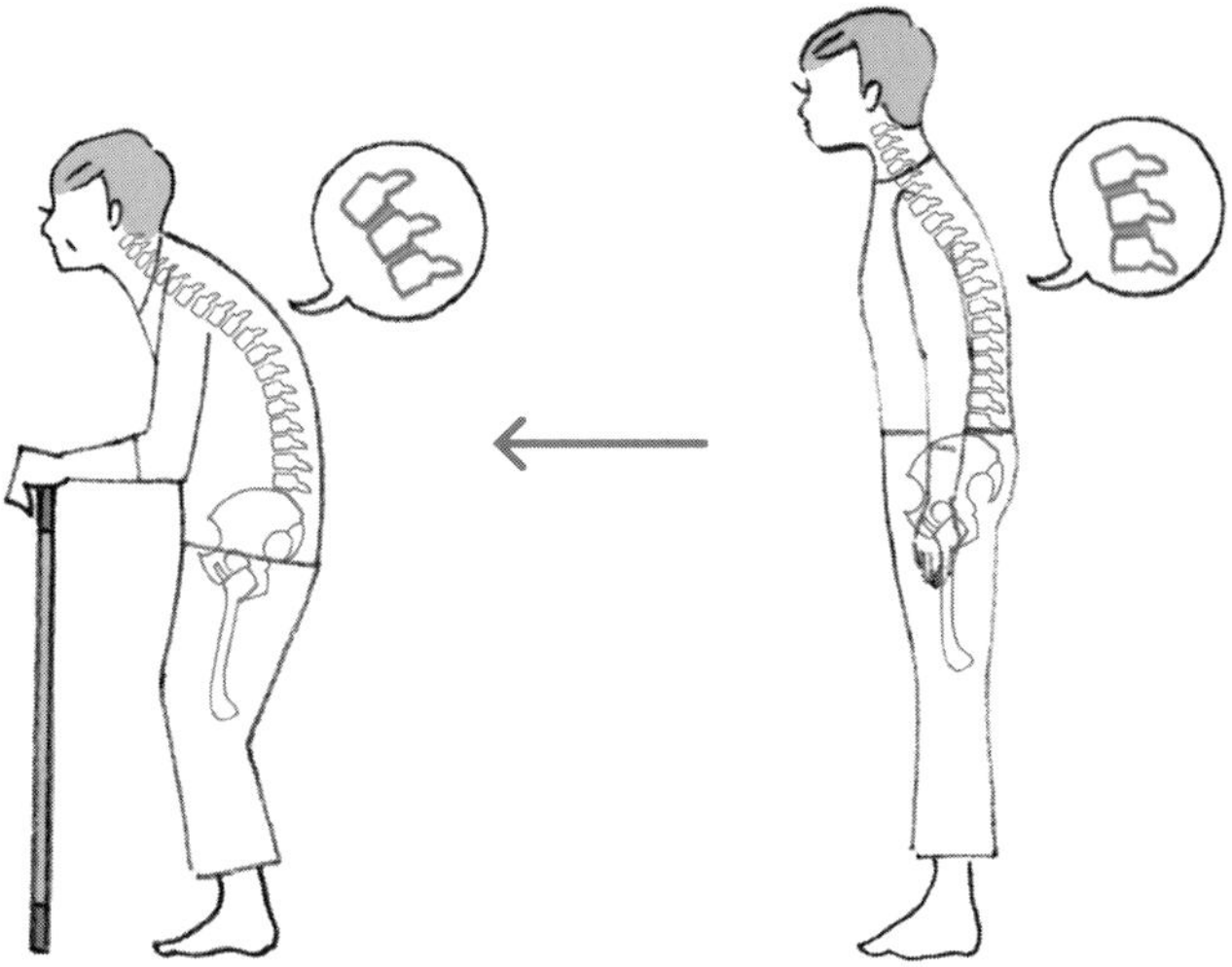

長年、悪い姿勢を続けていることで、背骨の変形が進み、腰まがりや背まがりが生じます。

人もいるかもしれませんが、それも誤解です。体幹の筋肉を鍛えるトレーニングで、腰まがりや背まがりの予防や改善に努めようとしても、めざましい効果は期待できないでしょう。

　では、なぜ歳をとると、腰まがりや背まがりが起こるのでしょうか。その原因は、長年にわたって、骨や椎間板を圧迫させたり、ゆがませたりするような力（ストレス）が加わり続け、骨自体が変形してしまうからなのです。

　骨や椎間板を圧迫させたり、ゆがませたりするストレスの代表的なものが、猫背や反り腰などの「不良姿勢」（悪い姿勢）です。つまり、姿勢の悪い状態を長く続けていると、骨にストレスがかかり続け、変形してしまうのです。そして、骨の変形を放置したままでいると、骨のまがった状態が固定化され、それが腰まがりや背まがりとなってあらわれるのです。

姿勢の悪い人は骨がまがっている

日常的に姿勢の悪い状態で過ごしていると、背骨や椎間板が弯曲《わんきょく》し、そこが圧迫されます。本来であれば、そこに痛みが出たり、骨折が生じたりしてもおかしくありません。

しかし、人間の体には適応能力が備わっており、弯曲した状態が〝当たり前〟になると、痛みや骨折が起こらないように、骨もそれに合わせて変形していくしくみになっています。姿勢の悪い状態を続けているうちに、その姿勢がその人の〝本来あるべき状態〟であると、次第に体が認識するようになり、骨がまがったまま固定化されていくのです。

言い換えると、姿勢が悪いということは、背骨がまがりはじめているか、すでにまがってしまっているということです。骨がまがってしまっているので、たとえば体幹

筋トレや意識では背筋は伸びない

腰まがり・背まがりの原因は **“骨の変形”**

※椎間板の経年劣化や筋肉の衰えではない

↓

×　体幹の筋肉を鍛える
×　背筋を伸ばすことを意識する

↓

骨の変形を直すことにはならない

↓

まがった骨を元の形に戻すアプローチが必要！

の筋肉をいくら鍛えたとしても、背筋を伸ばすことはできません。まがった針金に粘土を巻きつけた状態を想像してください。中心の針金をまっすぐにしない限り、粘土もまっすぐには伸びないでしょう。それと同じことです。いくら筋肉を鍛えても、それだけでまがってしまった骨をまっすぐにすることはできないのです。

また、日頃から「背筋を伸ばそう、伸ばそう」と意識すれば、姿勢を正すことができると思われるかもしれませんが、これも無理な話です。まがってしまった骨を自分の意識だけで伸ばせるはずがありません。〝姿勢を直す〟ということは、〝まがった骨をまっすぐな状態に戻す〟ということであり、骨そのものの形を元に戻すアプローチが必要だということです。

良い姿勢とは？悪い姿勢とは？

代表的な「不良姿勢」は猫背や反り腰

腰まがりや背まがりは、長年、悪い姿勢を続けたことで起こります。悪い姿勢の代表例といえるのが、猫背や反り腰です。

猫背は、背骨の中央部分の胸椎と呼ばれる骨が後弯し、丸まった状態を指します。胸椎のカーブが強くなりすぎると、首や背中、腰などに負担がかかり、痛みが出やすくなります。猫背の人は前かがみになり、ひざがまがり、あごが前に出た姿勢になることから、老けて見える原因にもなります（20ページ参照）。一方、反り腰は、背骨の下部分の腰椎と呼ばれる骨の前弯が通常よりも強く、反った状態を指します。反り腰の場合、腰の筋肉が緊張するため、腰痛が起こりやすくなります（20ページ参照）。

仙腸関節・腰仙関節のずれが痛みを起こす

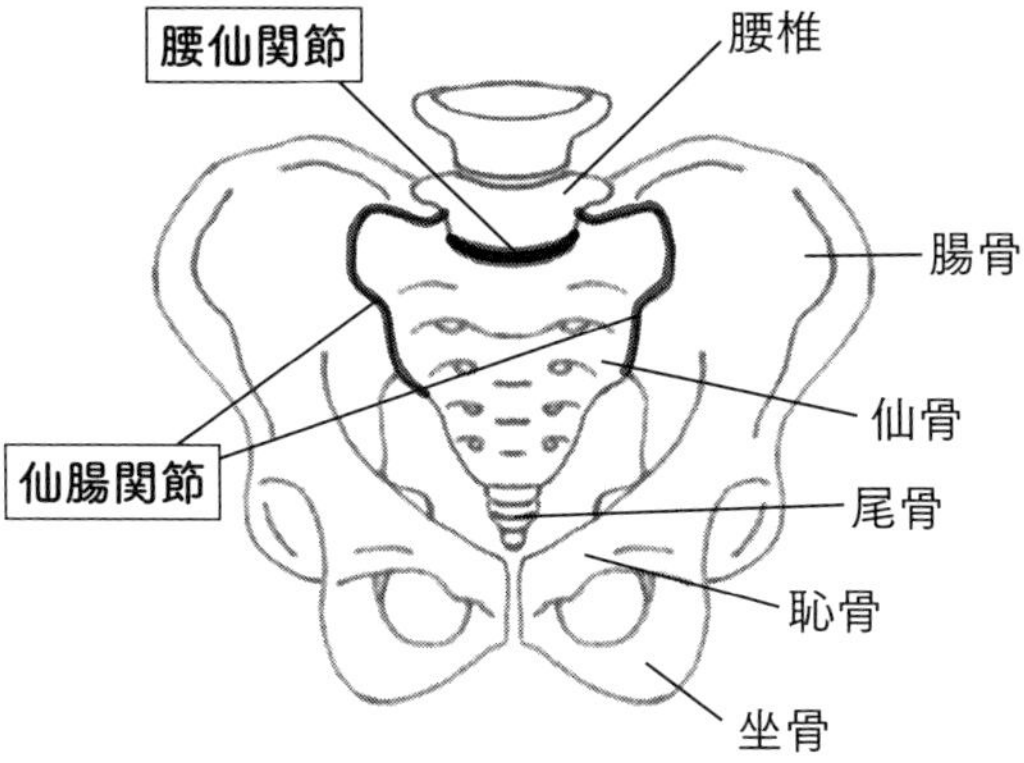

骨盤の前傾や後傾、左右の傾き（左右の高さの違い）によって「仙腸関節」「腰仙関節」が硬くなったり、ずれたりすると、腰痛をはじめ、肩や首、ひざなどに痛みやしびれを生じさせることがあります。

こうした背骨の変形は、主に骨盤の傾きが原因で起こります。骨盤が後ろ側に傾くと、背骨が後弯し、猫背になります。逆に、骨盤が前側に傾くと、背骨が前弯し、反り腰になるのです。また、骨盤が左右に傾くと、背骨はバランスをとろうとして、骨盤の傾きとは逆側にまがり、「側弯」（背骨が左右にまがっている状態）になります。

このように、なんらかの原因で骨盤が傾くと、骨盤の仙骨（背骨の下にある骨）と腸骨（骨盤の左右にある骨）の間にある「仙腸関節」や仙骨と腰椎の間にある「腰仙関節」がずれたり、硬くなったりして、腰痛をはじめ、肩や首、ひざなどに痛みやしびれなどを生じさせることがあります。

「仙腸関節」や「腰仙関節」のずれや硬さをそのままにしていると、腰痛などに対する治療効果もあまり上がらないため、関節のずれを改善させる必要があります。

どこにも負担をかけないのが〝良い姿勢〟

猫背や反り腰は背骨のカーブが強くなりすぎた状態ですが、逆に背骨がまっすぐなら良いのかというと、そうではありません。背骨は、ゆるやかなS字カーブを描くのが理想的であるとされています。

背骨がゆるやかなS字カーブを描いた状態が〝良い姿勢〟といえます。その姿勢は体のどこにも負荷がかかっていない状態です。この状態は、「ニュートラルポジション」と呼ばれています。

「ニュートラルポジション」とは、具体的には、立ち姿勢を横から見たときに、耳たぶと足の外くるぶしを結んだラインに、①肩峰《けんぽう》（肩関節の先端部）、②股関節、③ひざの中心の3点がのっている状態です（21ページ参照）。

これが、全身の筋肉の緊張が最も小さくなる〝良い姿勢〟なのです。常に「ニュートラルポジション」を保つことができていれば、「仙腸関節」や「腰仙関節」のずれや硬化も起こりませんし、筋肉や関節に痛みが出たり、骨が変形したりすることはありません。

実際に、「ニュートラルポジション」で立っている人の筋電図をとってみると、波形は小さく、ほとんど変化しないことがわかっています。しかし、姿勢の悪い人の筋電図をとると、波形が激しく変動します。それは、体のどこかに力が入っていて、筋肉が強い緊張状態にあることのあらわれです。そして、その筋肉の緊張が痛みの原因となっているのです。

さっそく、自分の立ち姿を横からだれかに写真で撮ってもらいましょう。自分ではそれほど姿勢は悪くないと思っているかもしれませんが、おそらくほとんどの人が「ニュートラルポジション」をとれていないはずです。

私も必ず患者さんの全身写真を最初に撮って、その人の姿勢を確認しますが、「ニュートラルポジション」がとれている人は、０・１％以下、１０００人に１人もいないのが現実です。

“悪い姿勢”の代表例

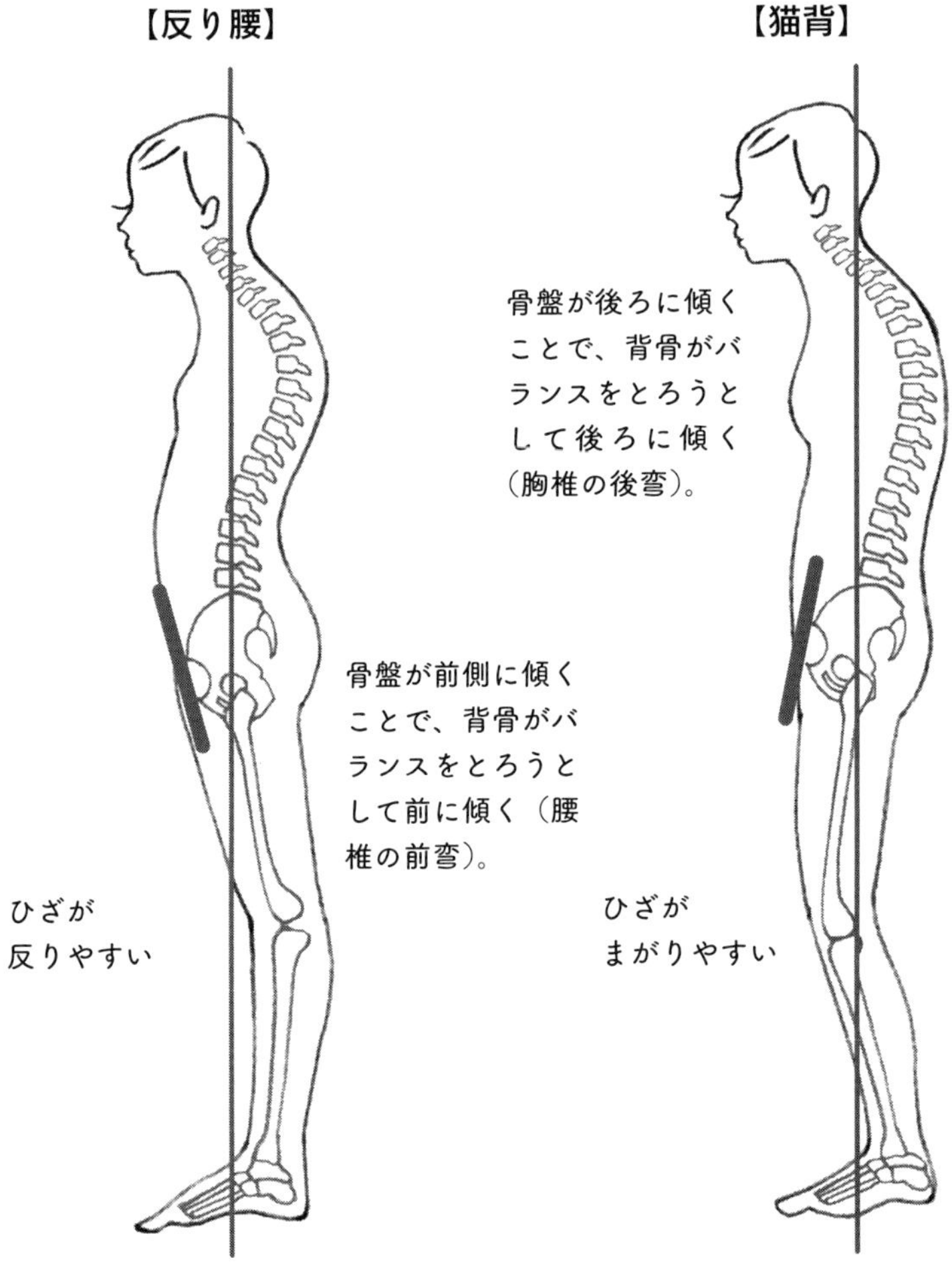
【反り腰】
【猫背】
骨盤が後ろに傾くことで、背骨がバランスをとろうとして後ろに傾く（胸椎の後弯）。
骨盤が前側に傾くことで、背骨がバランスをとろうとして前に傾く（腰椎の前弯）。
ひざが反りやすい
ひざがまがりやすい

反張膝になり、背骨下部の腰椎の前弯が強く、腰が反った状態。一見、姿勢が良いように見えるが、腰への負担がかかり、腰痛の原因になる。

ひざがまがり、背骨中央の胸椎が後弯し、背中が丸まった状態。首や背中、腰などに負担がかかり、痛みが生じやすくなる。老けて見える原因にもなる。

“良い姿勢”＝「ニュートラルポジション」

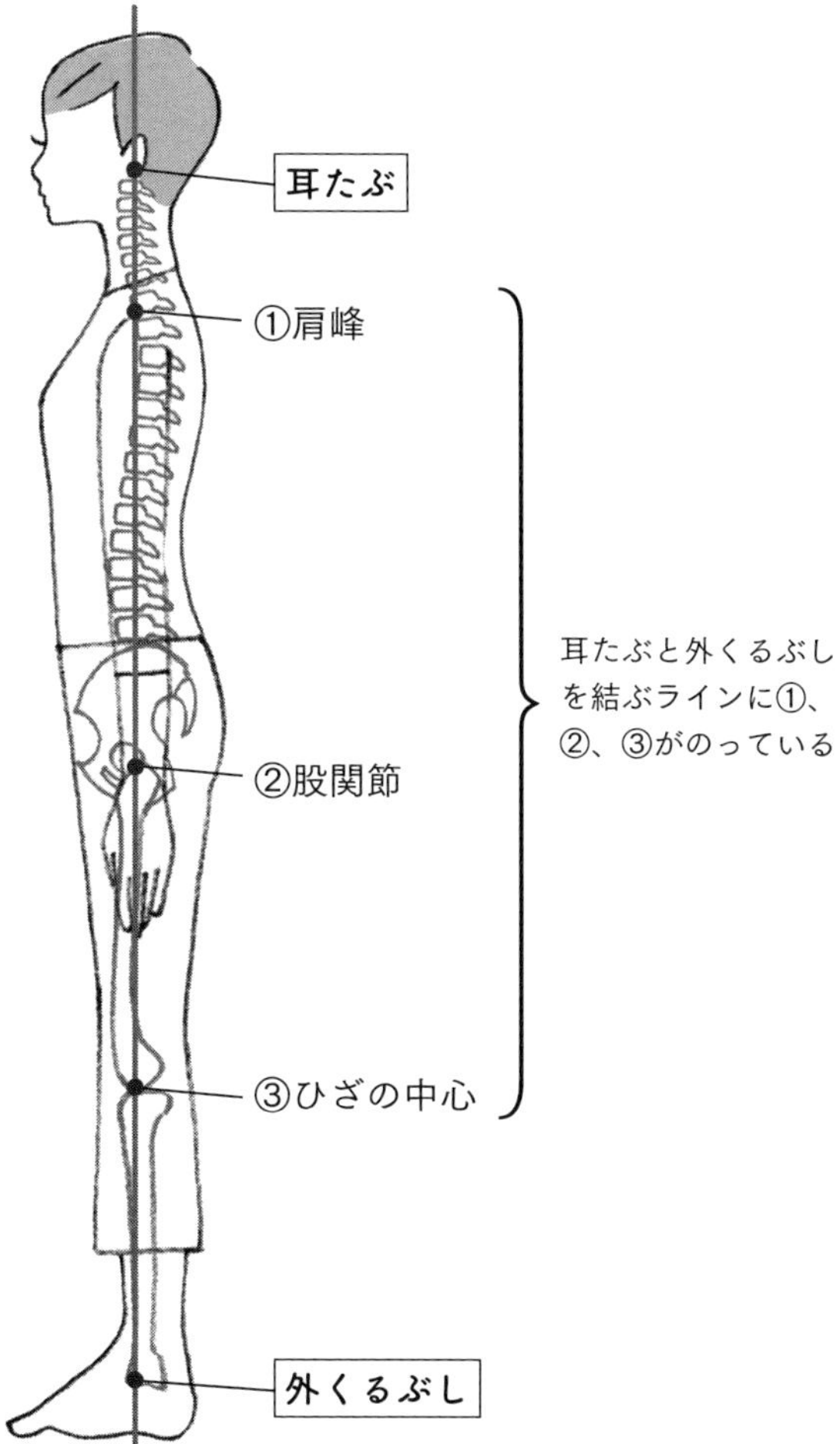
耳たぶ
①肩峰
②股関節
③ひざの中心
外くるぶし
耳たぶと外くるぶしを結ぶラインに①、②、③がのっている

立ち姿を横から見たときに、耳たぶと足の外くるぶしを結んだラインに肩峰（肩関節の先端部）と股関節、ひざの中心がのっている状態が「ニュートラルポジション」です。この姿勢が、体のどこにも力が入らない“良い姿勢”だといわれています。

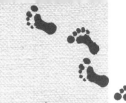

姿勢の悪さは自覚しにくい

ほとんどの人は姿勢の悪さに気づいていない

「ニュートラルポジション」が〝良い姿勢〟であるということは、一部の専門家には理解されていますが、意外と認知されていません。医師でも知らない人はいます。

〝良い姿勢〟というと、「背筋が伸びていればいい」という漠然としたイメージしかもっていない人が多いのです。明らかな猫背や反り腰、極端なストレートネックなら見ただけで「姿勢が悪い」とわかりますが、多くの人は「背筋が伸びているから〝良い姿勢〟なのではないか」と思いがちです。おそらく、自分の姿勢に問題があることを自覚している人は、ほとんどいないのではないでしょうか。

しかも、姿勢というのは、ある日突然、急激に悪くなることはなく、年月を重ねて徐々に悪くなるものです。高齢になって、腰まがりや背まがりが生じたとしても、いつからそうなりはじめたのか、さかのぼることは困難です。少なくとも、一般的に考えれば、１年や２年で急に腰まがりや背まがりが生じるとは考えにくいといえます。長年とってきた姿勢が大きな原因だと考えられます。

姿勢の悪化は１歳半からはじまっている

姿勢の悪化はいつからはじまっているのでしょうか。運動不足になったり、筋力が衰えたりする30代か40代、あるいは、女性の場合は女性ホルモンの減少がみられる更年期に骨量が低下し、骨が縮んで姿勢も悪くなると思われるかもしれません。しかし、これらの答えはすべて〝ＮＯ〟です。

姿勢の悪化は、実は１歳半頃からはじまっています。赤ちゃんの体は１歳半頃までに、寝返り→うつ伏せ→ずり這い→四つ這い→高這い→つかまり立ち→歩行、という順に発達していくなかで、足趾《そくし》（指）機能、足趾（指）筋力、足部筋力、体幹筋力、関節の機能や柔軟性などを獲得していきます。この時期に靴下をはいてしまうと、足部や体幹が十分発達していない状態に加え、足指の機能を制限して立って歩くことになるため、立ち始めのときから猫背や反り腰を生じるケースもあるのです。さらに、3歳以降は外出の機会が増えて靴をはくようになります。そうなると、足指の機能がますます制限され、姿勢の悪化や骨の変形も進んでしまうのです。

時間はかかっても骨の変形は直せる

姿勢の悪さは骨の変形によって起こされているものですから、姿勢を直すためには骨の変形を元に戻す必要があります。

骨は皮膚と同じように、古い骨が壊されて新しくつくられた骨に入れ替わる「骨代謝」を繰り返しています。まがった骨を元に戻すには、この代謝のサイクルによってまがった骨が完全に新しい骨に入れ替わるまで待たなければなりません。骨折を完治させるのも同じしくみです。代謝サイクルは高齢になるほど長くなります。たとえば、10代の子どもの場合、まだ成長期ですから2～3週間と早いですが、30代では1～3か月、60代以上になると、最低6か月、長くて1年ほどかかります。

また、骨は変形してからの経過時間が長くなるほど、元に戻すのにも時間がかかります。変形した状態が長く続くと、体がその状態に適応してしまうため、元の状態に

「骨代謝」によって骨を元に戻す

■「骨代謝」とは…

古い骨が壊されて、新しい骨に入れ替わる代謝のしくみ

まがった骨が「骨代謝」によって新しくできた
まっすぐな骨に入れ替わらないと、骨の変形は直らない

「骨代謝」のサイクルは若いほど早い

↓

高齢になるほど骨の入れ替わりに時間がかかる

↓

60代以上なら、まがった骨を元に戻すのに**半年～１年**かかるが…

時間はかかっても、必ず元に戻せます！

戻しにくくなるのです。もし、腰まがりや背まがりがはじまって、まだあまり時間が経っていないのであれば、比較的早く改善させることができますが、まがってからかなり年月が経っている場合は、相応の時間がかかることになります。

しかし、悲観的になる必要はありません。たとえ、腰が〝くの字〟にまがってしまったとしても、まがってから何年も経ってしまっていたとしても、まがった腰を元に戻す方法はあり、それをひたすら実践すれば直せます。それが比較的短期間で済む人と、長期間かかる人がいるという違いがあるだけで、最終的には必ず元に戻すことができるということを知っておいてください。

姿勢を直すには「重心」の位置を正す

姿勢の乱れの原因は「重心」にある

腰まがりや背まがりを直すには、まがった骨を元に戻さなくてはなりませんが、「骨代謝」で新しくつくられる骨をまっすぐ伸ばすためには、結局、姿勢そのものを正すしかありません。「骨代謝」が進む過程で姿勢がくずれたままでは、新しくつくられる骨もまたまがってしまい、いつまで経っても腰まがりや背まがりを直すことはできないからです。新しくつくられる骨がまっすぐ伸びるようにするためには、日常生活で良い姿勢を保ち続ける必要があるのです。

しかし、長年続けてきた悪い姿勢を、筋トレや意識の変容で直すことはできません。どうすれば、姿勢を直すことができるのでしょうか。

姿勢を正すには「重心」を正す

腰まがりや背まがりでまがった骨を伸ばすには…

↓

「骨代謝」で新しくつくられる骨をまっすぐにする

↓

新しい骨をまっすぐにするには…

↓

新しい骨がまがらないように**姿勢を正す**

↓

姿勢を正すには…

↓

体の重心を正しい位置に戻す！

その答えは「重心」にあります。そもそも、1歳半からはじまっている姿勢の悪さは、「重心」のずれから生じているからなのです。裏を返せば、1歳半から正しい重心で立ち歩くことができていれば、姿勢が悪くなることもないということです。

「なんだ、そんな簡単なことで姿勢は良くなるのか」と思われるかもしれません。ところが、正しい重心を保つことはそれほど容易なことではないのです。まず、自分の体の重心がどこに置かれているか、ほとんどの人は自覚できていないでしょう。自分の重心がわかったとしても、自分の意思でその位置をコントロールするなど至難の業です。

しかも、正しい重心を常に保つために、ずっと意識し続けることなど、できるはずがありません。長年ずれた重心のままで立ち歩き、それが日常化してしまっている人が、重心を正しい位置に戻すためには、意識を変容させるのではなく、無意識のうちに重心を正しい位置に戻すようなアプローチが必要になるのです。

日本人に多い「かかと重心」

正しい重心の位置は〝体の中心〟にあります。重心を〝体の中心〟にもってくることができれば、姿勢は自然と良くなります。正しい重心を保つことが、おのずと正しい姿勢、つまり「ニュートラルポジション」を保つことにつながるのです。〝体の中心〟に重心がのっている状態というのは、全身の体重がかかる両足の中心に重心がのっている状態です。

この中心となる位置を足の前後方向で見ると、ほぼ中央に位置する足の甲部分の「舟状骨《しゅうじょうこつ》」という骨の辺りになります。つまり、前後方向では、「舟状骨」に重心を置くことができれば、安定した「ニュートラルポジション」をとることができます。しかし、残念ながら、ほとんどの人はここに重心がのっていません。ですから、姿勢

理想的な重心の位置は足の甲にある

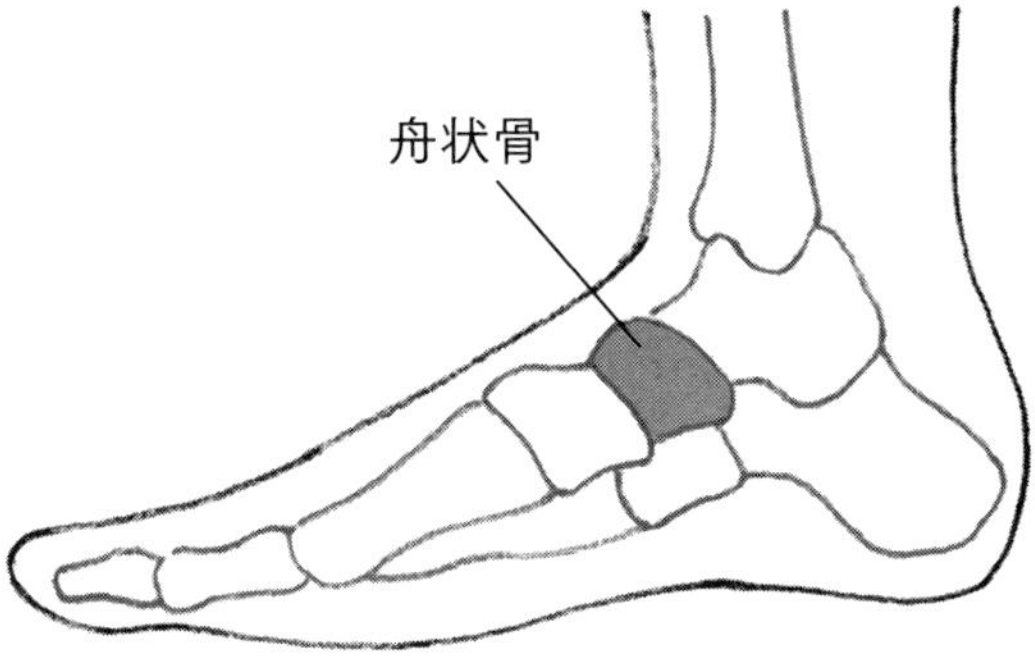

足の甲部分にある「舟状骨」に重心がのった状態が理想的です。「舟状骨」は足のアーチの最頂部にあたる位置にあり、アーチ構造の要となっています。ここに重心がのっていれば姿勢はまっすぐになります。

も悪くなってしまうのです。

日本人の女性の大半が「かかと重心」と呼ばれる状態であり、重心が正しい位置よりも、かなり後ろにずれています。

重心が後ろにずれると、体のバランスがとりにくくなり、不安定になりますから、それをコントロールしようとして、ひざがまがったり、反ったり（反張膝）します。その影響で骨盤が後ろや前に傾いてしまい、結果として、猫背や反り腰になってしまうのです。

猫背や反り腰は、重心が本来あるべき位置からずれているために、体のバランスをとろうとして生じるものであり、根本の原因は重心にあるということになります。

「外側重心」「内側重心」にも要注意

　重心のずれは、前後方向だけでなく、左右方向でも起こります。理想的な重心の位置は、左右方向においても足の中心にありますが、さまざまな理由により、足の重心が外側に傾いたり、内側に傾いたりしている人が少なくありません。

　重心が外側にある人は、脛骨《けいこつ》（脛の骨）が外側に傾きやすく、「O脚」になりやすいといえます。「O脚」では骨盤の開きや前傾を起こしやすく、反り腰の原因になります。一方、重心が内側にある人は、脛骨が内側に傾きやすく、「X脚」になりやすいといえます。「X脚」では骨盤の閉じすぎや後傾を起こしやすく、猫背の原因になります。

　また、「O脚」「X脚」に加え、脚の長さに左右差が生じている人は、骨盤が左右のどちらかに傾き、「仙腸関節」にずれが起こります。その結果、バランスをとるために背骨が左右方向にカーブする「側弯」になったり、体のあちこちに負荷がかかり、腰や肩、首の痛みやしびれなどを引き起こしたりします。このように足の重心がずれることで、姿勢がくずれ、骨盤が傾き、体に痛みや不調が生じることになるのです。

「外側重心」と「内側重心」

【外側重心】

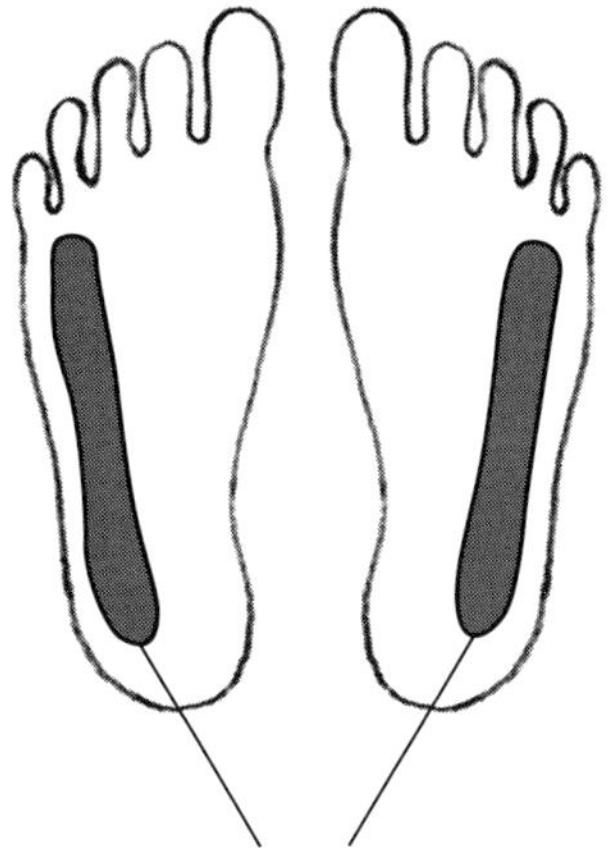

足の外側に重心が傾くと、脛骨（脛の骨）が外側に傾き、「Ｏ脚」になります。「Ｏ脚」はさらに骨盤の開きや前傾を引き起こし、反り腰へとつながります。

【内側重心】

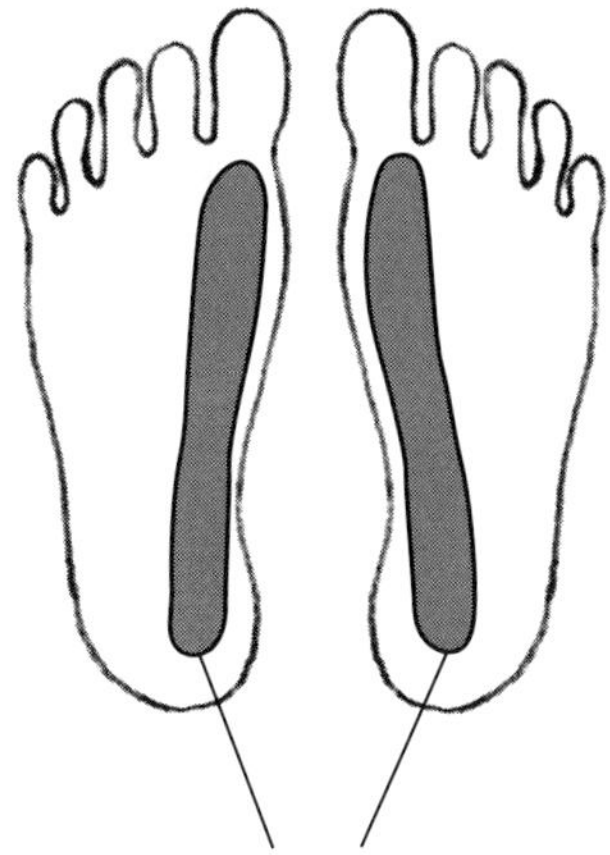

足の内側に重心が傾くと、脛骨が内側に傾き、「Ｘ脚」になります。「Ｘ脚」はさらに骨盤の閉じすぎや後傾を引き起こし、猫背へとつながります。

重心のずれ方が左右の足で異なる場合、足の傾きの差異による見かけ上の脚長差が生じ、骨盤が左右に傾いてしまいます。その結果、「仙腸関節」のずれが起こり、「側弯」や体のあちこちに生じる痛み（放散痛）を生じさせることがあります。

かかとの骨の傾きを直すことが肝心

かかとの骨が傾くと姿勢がゆがむ

私たちの体重は2本の足で支えられています。脚の脛の骨（脛骨）がくるぶしにある「距骨《きょこつ》」という骨の上にのり、さらにその下にある大きな「踵骨《しょうこつ》」が土台となって全身を支えています。「かかと重心」の人の場合、かかとの骨である「踵骨」や「距骨」が少し傾いただけでその影響を大きく受け、全身のバランスがくずれてゆがみが生じます。かかとの骨が傾くと、その上にのっている脛骨も傾き、さらにその上にある骨盤が傾き、背骨もゆがみます。その結果、猫背や反り腰になってしまうのです。また、そうしたゆがみがひざや股関節など、さまざまな関節にも負荷を与え、痛みを引き起こす原因にもなっています。

足の骨のしくみと役割

【脛骨】

脛にあり、下腿部の体重を支える骨。

【距骨】

脛骨と踵骨の間にある骨。筋肉がついていない骨で、足首を動かし、体重を支える役割を担う。

【踵骨】

かかとにある、足のなかで最も大きく強い骨。体重を支えるとともに、地面からの衝撃を受け止める。

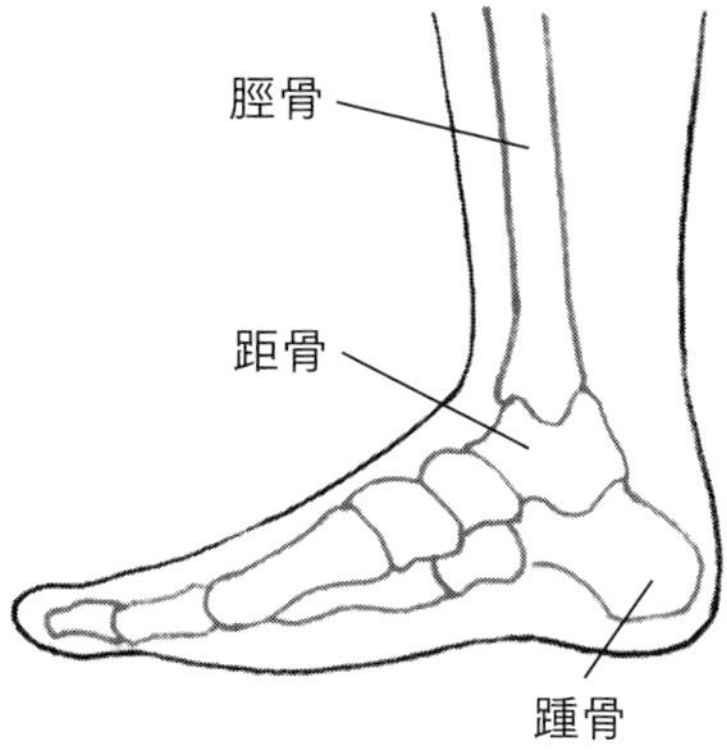

かかとの骨の傾きの影響

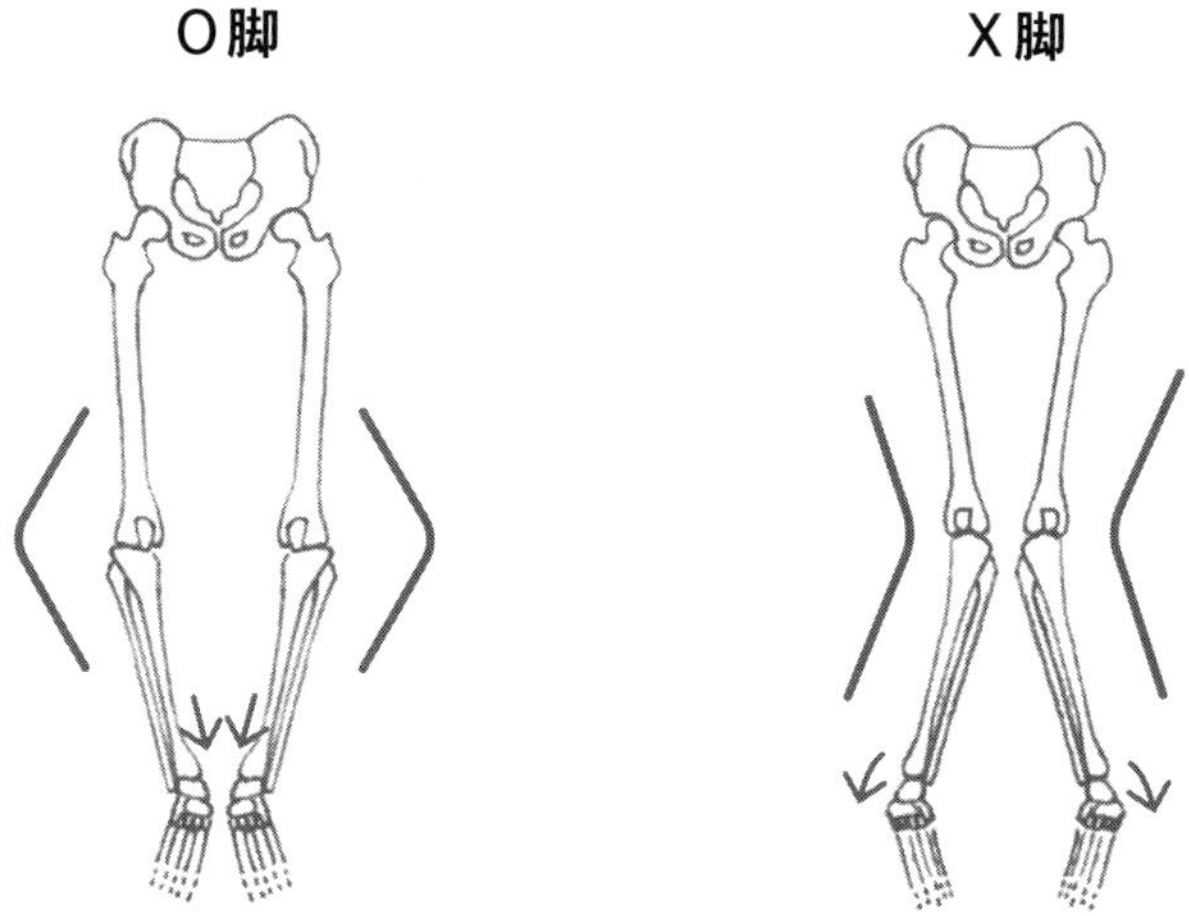

踵骨（かかとの骨）が内側に傾くとバランスをとろうとして距骨・脛骨が外側に傾き「O脚」に、踵骨が外側に傾くと距骨・脛骨が内側に傾き「X脚」になります。このほか、足指の機能不全により重心が外側や内側に傾くことで、「O脚」や「X脚」を引き起こすこともあります。

かかとの骨が傾いて「O脚」や「X脚」に

かかとの骨の傾きは、ほかにもさまざまな弊害を生じさせます。実は、「O脚」や「X脚」も、かかとの骨が傾くことが原因となって起こることがあります。

たとえば、かかとの骨が内側に傾くと、体のバランスをとろうとして、脛骨が外側に傾き、「O脚」が生じやすくなります。逆に、かかとの骨が外側に傾くと、同様に体のバランスをとるために、脛骨が内側に傾き、「X脚」が生じやすくなるのです。

また、左右の足のどちらか一方のかかとの骨が、極端に傾いている人も少なくありません。そのようなケースでは、外見上は明らかな「O脚」や「X脚」とわからないことがあります。しかし、片方のかかとの骨だけが傾くと、見かけ上の脚の長さに左右差が生じ、それに伴って、骨盤の高さにも左右差が出てしまいます。こうしたケースでは、その左右差を補おうと、体のあちこちの筋肉や関節に負荷がかかり、痛みやしびれの原因になります。また、骨盤が傾くことで「仙腸関節」や「腰仙関節」のずれや硬化を生じさせ、それによる痛みやしびれを引き起こす可能性もあるのです。かかとの骨の傾きは、健康上の大きな問題につながるのです。

足で踏ん張れることが重要

では、かかとの骨が傾かないようにするにはどうしたらいいのでしょうか。
かかとの骨が傾いてしまうのは、かかとの骨が不安定な状態に置かれているからです。そもそも、「かかと重心」の人は、かかとに体重をのせているので、足全体で踏ん張ることができず、不安定になりやすいといえます。逆から考えると、足で踏ん張れないことが、体の重心を不安定にし、姿勢をくずしてしまっているということです。

大切なことは、足で踏ん張れるかということです。足で踏ん張ることができれば、かかとの骨は傾かず、重心も正しい位置にとりやすくなります。重心の位置が正しくコントロールできれば、おのずと「ニュートラルポジション」がとれるようになり、姿勢も良くなります。

そして、その状態を常に保つことができれば、腰まがりや背まがりで変形した骨も少しずつまっすぐ伸びていきます。また、足でしっかり踏ん張ることは、腰まがりや背まがりが生じていない人が、それを予防することにもつながるのです。

踏ん張れない足に起こる「外側重心」「内側重心」

足が踏ん張れないから重心がずれる

「かかと重心」になってしまう原因は、足でしっかり踏ん張り、体重を安定的に支えていられないことにあります。では、「外側重心」や「内側重心」になってしまう原因はどこにあるのでしょうか。

　実は、重心が外側に傾いたり、内側に傾いたりする原因も足全体でしっかり踏ん張れないことが原因となっています。「外側重心」になる人は、足の小指側（外側）の機能が衰えているために、外側の踏ん張りが利かず、足が外側に傾いてしまうのです。小指側の踏ん張りが利かない理由のひとつには、「内反小趾《ないはんしょうし》（73ページ参照）」もあげられます。

同様に、「内側重心」になる人は、足の親指側（内側）の機能が衰えているために、内側の踏ん張りが利かず、足が内側に傾いてしまいます。親指側の踏ん張りが利かない理由の典型例としては、「外反母趾《がいはんぼし》（73ページ参照）」があげられます。

足部の筋力低下でかかとの骨が変形する

また、「外側重心」や「内側重心」になるもうひとつの原因として、足部（くるぶしより下の足部分）の筋力の低下が考えられます。足部の筋力が低下すると、かかとの骨の安定が悪くなり、内側に傾いたり（外反＝足裏が外側を向く）、外側に傾いたり（内反＝足裏が内側を向く）といった変形が生じることがあります。この場合、外反に変形すれば「外側重心」、内反に変形すれば「内側重心」になります。

かかとの骨の変形を引き起こす足部の筋力低下も、足指の機能不全のために、足がしっかり使えていないことが原因となり、踏ん張りが利かなくなるといえます。つまり、「外側重心」や「内側重心」を改善するには、足全体を使ってしっかり踏ん張れるようになることが重要であり、そのためには、足指の機能を取り戻すことが不可欠なのです。

〝踏ん張る〟ために足の指を開いて伸ばす

指が開いていないと足で踏ん張れない

体の中心に重心を安定させ、「ニュートラルポジション」の良い姿勢を保つためには、足でしっかり踏ん張れることが重要です。「かかと重心」の人、「外側重心」や「内側重心」の人、猫背や反り腰、側弯の人、姿勢の悪化が進んで腰まがりや背まがりが生じてしまっている人。こうした人たちのほとんどは足で踏ん張れていません。

なぜ、足で踏ん張れないのでしょうか。それは、足指が本来の機能を果たしていないからです。足の指がしっかり広がり、十分伸びて、地面をつかむことができれば、踏ん張りが利くのです。しかし、足の指が開かず、伸びていなければ、足の指を自由に使うことはできません。その足では踏ん張りが利かないので、上体がぐらつきやす

手を広げずに逆立ちをすると無理な姿勢になる

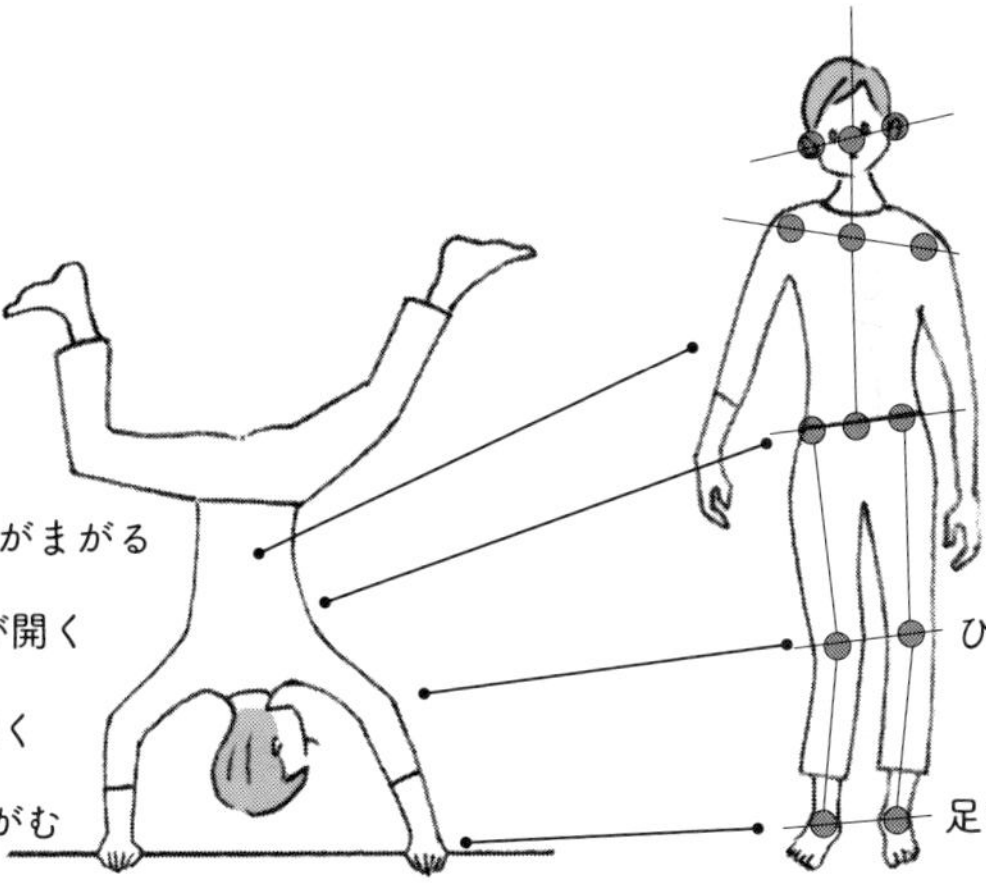
腰がゆがむ
股関節がゆがむ
背中がまがる
肩が開く
ひじが開く
手首がゆがむ
ひざがゆがむ
足首がゆがむ

手をしっかり広げずに逆立ちをすると、バランスがとれず、無理な姿勢になります。それと同じことが、足で立つ場合にも起こります。

湯浅慶朗公式サイト・ひろのば体操ＨＰより

く、姿勢も整わないのです。

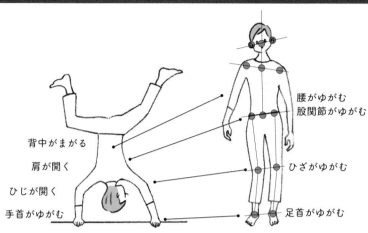

逆立ちの体勢を想像してみると、よく理解できるでしょう。逆立ちをするとき、私たちは、上体を安定させるために手の指をしっかり広げて地面につけます。もし、手をグーにしたままだったら、うまく逆立ちができるでしょうか。土台が安定しないので上体がぐらつき、倒れないように手首をゆがめたり、ひじや肩も開いたりすることで、バランスをとろうとしなければなりません。

これと同じことが、足で立つ場合でも起こります。上体のバランスがとりにくくなると、足首がゆがんでかかとの骨が傾いたり、ひざがまがったり反ったりして、ひざ関節を痛めたり、股関節や腰、背骨のゆがみも生じさせ、痛みや不調を生じさせることになるのです。実際、股関節痛や腰痛、ひざ関節痛などのある人の足をチェックすると、大半の人が足の指がくっついて開かなかったり、縮こまっていたりします。

指が広がると筋肉も鍛えられる

足の指が広がり、地面をつかむことができていれば、歩行時に足の筋肉をしっかり使えるので、足裏の筋肉も鍛えられ、足裏のアーチも保たれます。足裏のアーチもまた、足の踏ん張りを支える大きな役割を果たしています。足指が広がって伸びれば、それだけで踏ん張りが利きやすくなりますが、足裏のアーチも保たれることで、さらにしっかり踏ん張れる〝足〟になるのです。

重要なポイントは、足指を広げて伸ばすことと、その足で地面をつかみながら歩いて、足の筋肉を鍛え上げることの2つです。それを実践し続ければ、だれでも体の重心を正しい位置に置くことができ、姿勢が整い、関節の痛みや背骨のゆがみも解消して、背まがりや腰まがりを改善させることができるのです。

足の指を広げて足裏の筋肉を鍛える

足指が広がっていると、地面をしっかりつかめるため、歩くときに足の筋肉を十分に使うことができ、足の筋肉が鍛えられます。

【筋肉が鍛えられ引き締まった状態】

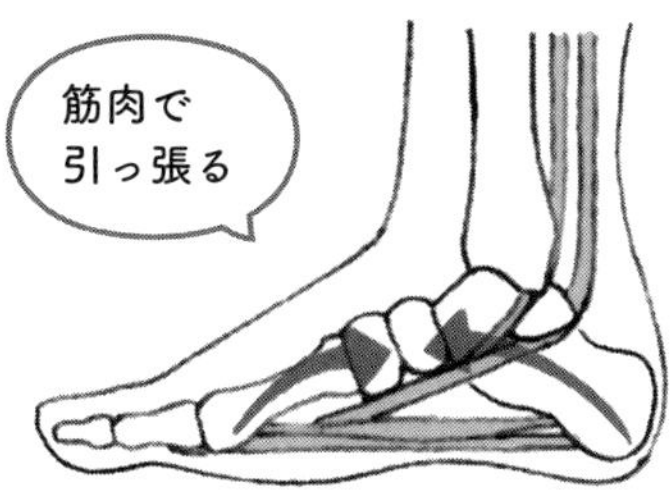

足裏のアーチが保たれる

【筋肉が落ちてゆるんだ状態】

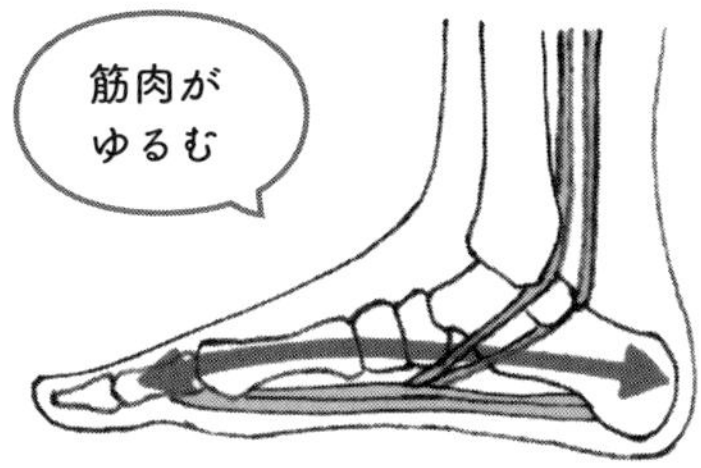

足裏のアーチがなくなり、扁平足になる

【足指が広がった状態】

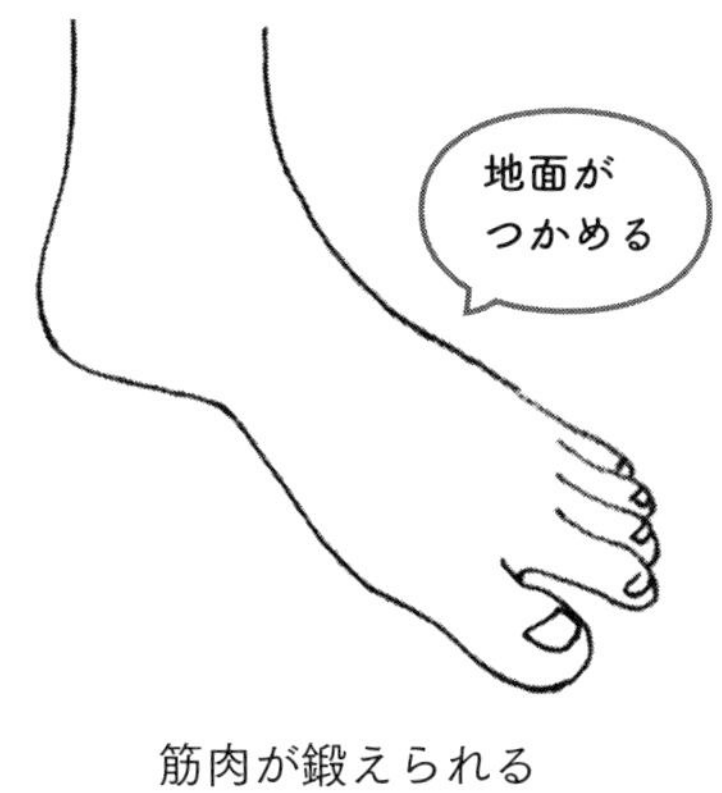

筋肉が鍛えられる

【足指が閉じて縮こまった状態】

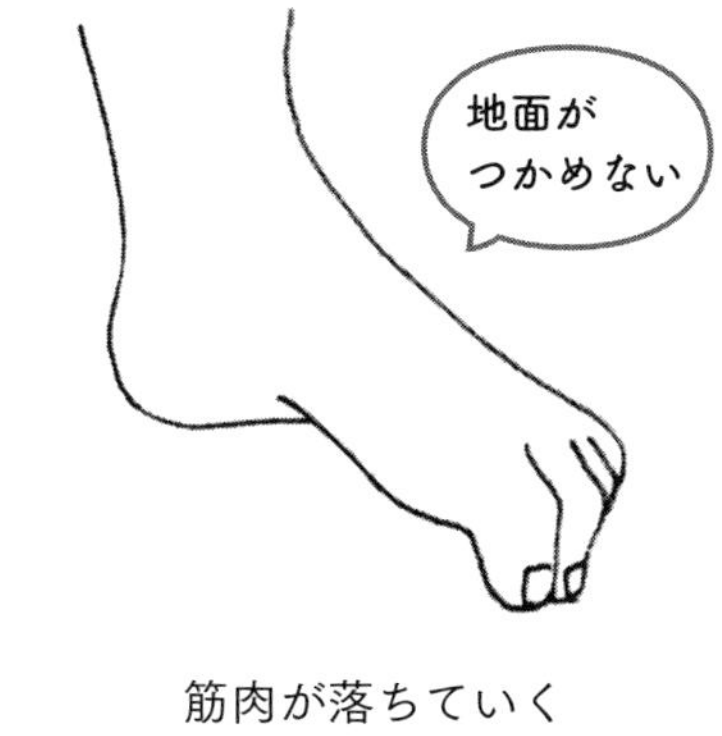

筋肉が落ちていく

湯浅慶朗公式サイト・ひろのば体操ＨＰより

体のゆがみをセルフチェックしましょう

全身を正面と横から見る

外見からわかる体のゆがみとしては、腰まがりや背まがり、猫背や反り腰のように、全身を横から見たときにわかるものと、背骨が左右にまがっていたり、骨盤が左右のどちらかに傾いていたりするケースのように、全身を正面から見るとわかるものがあります。

自分の全身を真横から見ることは難しいため、だれかに写真を撮ってもらうとよいでしょう。正面から見る場合は、全身を鏡に映して確認します。

横から見るときは、「ニュートラルポジション（21ページ参照）」がとれているかどうかをチェックします。耳たぶ・肩峰・股関節・ひざの中心・足の外くるぶしが一直

体の“ゆがみ”のセルフチェック

【横からのチェック】

耳たぶ・肩峰・股関節・ひざの中心・足の外くるぶしの５点が
一直線に並んでいますか？
（「ニュートラルポジション」がとれていますか？）

体のどこにも負担がかからないため、体調不良も起こりにくい

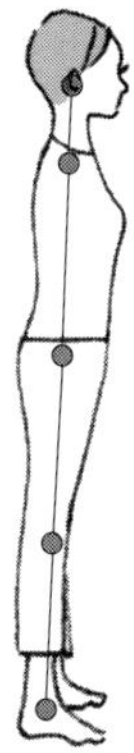

「ニュートラルポジション」がとれている姿勢

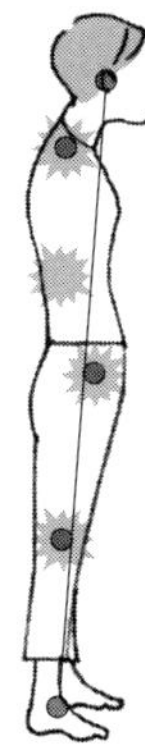

体のあちこちに負担がかかるため、筋肉の緊張が起こりやすく、痛みや体調不良が起こりやすい

「ニュートラルポジション」がくずれている姿勢

【正面からのチェック】

左右の傾きがなく、水平ですか？

バランスよく安定した姿勢が保たれており、ゆがみがないために体調不良も起こりにくい

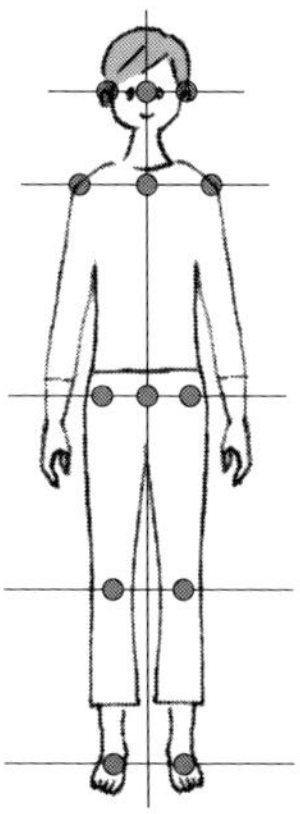

水平でゆがみのない体

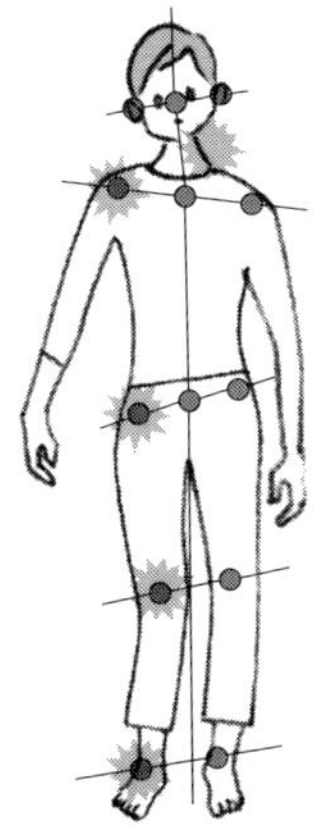

かかとや骨盤、肩のラインなどが傾き、ゆがみが生じることで、痛みや体調不良が起こりやすい

左右の傾きがみられるゆがんだ体

湯浅慶朗公式サイト・ひろのば体操ＨＰより

線で結ばれていれば、良い姿勢がとれており、体にゆがみはないといえます。

一方、正面から見たときには、肩や腰、両ひざのラインが水平で、左右のどちらかに傾いていないかをチェックします。たとえば、かかとの骨が傾いたり重心が足の外側か内側にずれたりして、骨盤が左右に傾くと、そのゆがみを肩やひざで補整しようとして、肩やひざのラインも傾き、それに伴い、背骨が左右に弯曲してしまいます。

自分の目で見てわかりにくいときは、家族などに一緒に見てもらい、確認するようにしましょう。

左右差は顔にも出る

体のゆがみは顔にもあらわれます。メイクをするときなどに自分の顔を鏡で見て、片側の目が小さい、二重幅が左右で違う、左右の眉の高さが違うといったことに気づいたことはありませんか。こうした左右差は、顔の筋力の衰えが原因だと思われがちですが、根本的な原因は、かかとの骨の傾きや、「外側重心」「内側重心」にあります。

たとえば、左目が右目より小さい人は、右脚よりも左脚のほうが短いことが疑われ

顔の“ゆがみ”のセルフチェック

鏡で自分の顔を見てみましょう。左右の違いに気づきませんか？

- □ 左右の目の大きさが違う
- □ 左右の目の位置が違う
- □ 左右の二重幅が違う（片側のみ一重も含む）
- □ 左右の眉の高さが違う
- □ 左右の口角の上がり方が違う
- □ 左右のほうれい線の長さ、深さが違う
- □ 左右のほおやあごのラインが違う
- □ 左右どちらかのたるみが目立つ

※目や眉の位置が下がっている側、しわが深い側、たるみの目立つ側の足が「外側重心」になっていたり、かかとの骨が傾いていたりして、骨盤も傾いていると考えられます。

ます。つまり、左足が「外側重心」になっていたりして、左足のかかとの骨が傾いていたりして、顔の左側が全体的に下がり気味になってしまっていることが考えられるのです。そうした人の場合、口角も左側が下がり、ほうれい線も左側のほうが深くなりがちです。あごのラインも左のほうがたるんで見えるでしょう。

体のゆがみからくる生活習慣

さらに、洋服の襟ぐりの垂れ具合が左右で違ったり、ショルダーバッグのひもを肩に掛けたときに片側だけ落ちやすかったり、気がつかないうちにスカートが回って位置がずれていたりといった現

象も、骨盤やかかとの骨の傾きが原因で起こりやすくなります。

　このほか、座るときに脚を組む、横向きで寝るなどの生活習慣も体のゆがみが原因で起こっている場合があります。思い当たる点がある人は、姿勢の見直しが求められます。

体をゆがみから生じる生活習慣のチェック

何げなくとっている普段の行動のなかには、ゆがんだ体が原因となっているものがあります。こんな生活習慣をしているとしたら、あなたの体はもうゆがみはじめているかもしれません。

- □ **座るときに脚を組む**
- □ **立っているときに片方の足に体重をかける**
- □ **ショルダーバッグをいつも同じ側の肩に掛けている**
- □ **ほおづえをつくことが多い**
- □ **床に座るときに横座りをする**
- □ **横向きやうつぶせで寝ている**

※骨盤の左右差があると、それをまっすぐに戻そうとするために、無意識のうちに脚を組んでしまうことがあります。また、肩の高さに左右差がある場合は、バッグのひもがすべり落ちにくい、高い側の肩にショルダーバッグを掛ける習慣が身につきます。

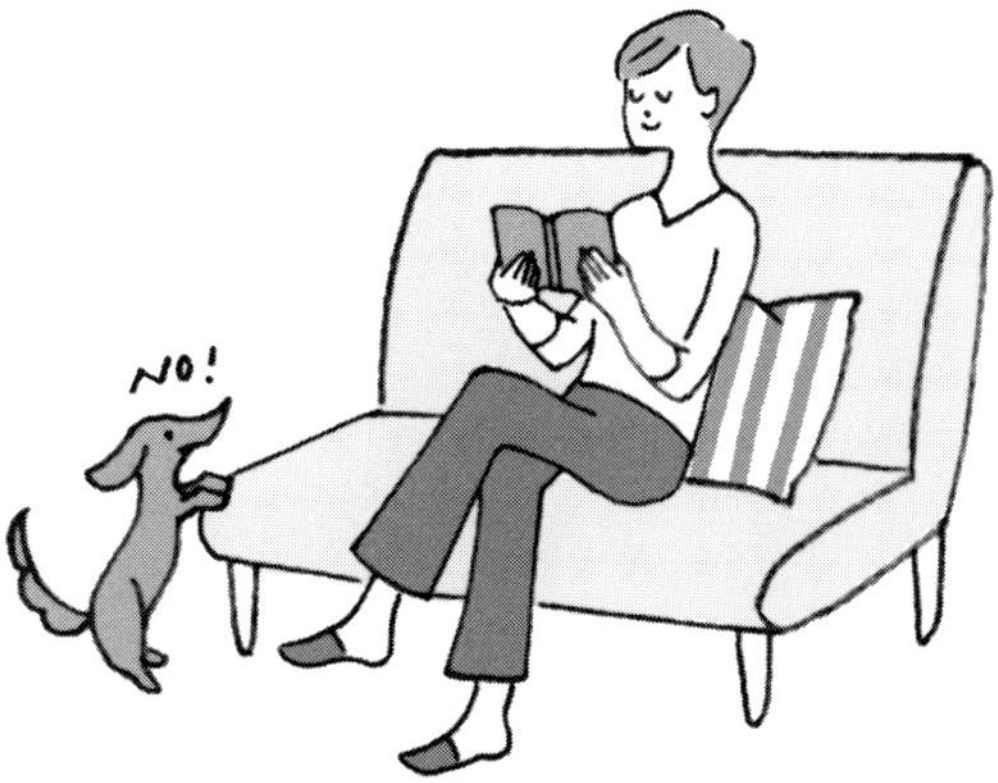

第2章 体のゆがみの原因は足指にある

踏ん張れる足指は“パー”ができる

踏ん張れる足指は開いて伸びている

体の中心に重心を安定させ、「ニュートラルポジション（21ページ参照）」を保つことが、ゆがまない体を維持することにつながります。そのためには、体を支える土台である足が地面に接地し、踏ん張れることが重要なポイントとなります。そして、踏ん張れる足とは、足指がしっかり開き、十分伸びている足のことです。あなたの足指はしっかり開き、十分伸びていますか。

では、さっそく裸足になって足指を開いてみましょう。しっかり開きますか。「私は毎晩足指パッドを指の間に入れているので、結構開きますよ」と自慢する人もいますが、実際にやってもらうと、きちんと開いていない人がほとんどです。「足の指が

足指がここまで開きますか？

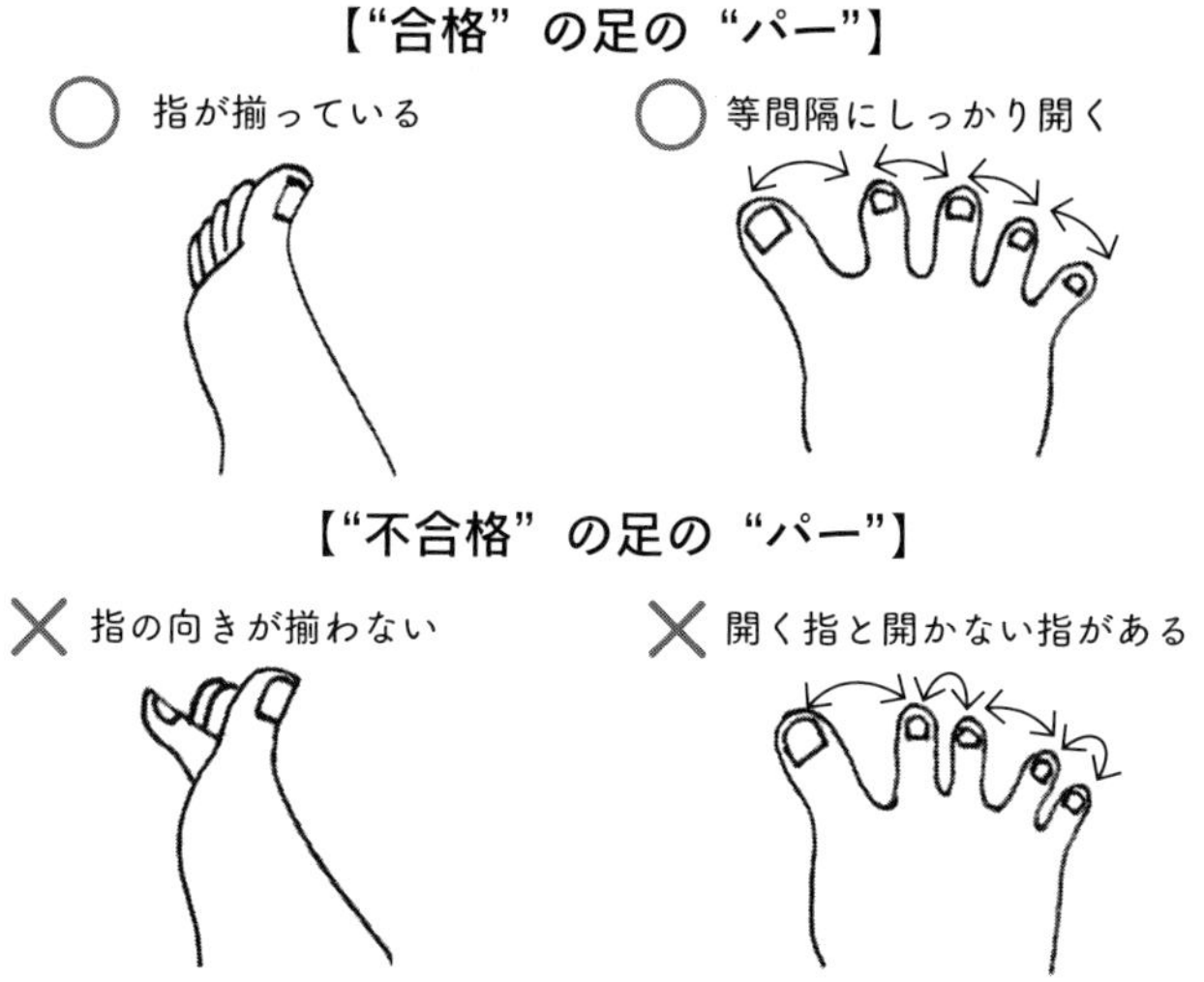
【“合格”の足の“パー”】
○ 指が揃っている
○ 等間隔にしっかり開く
【“不合格”の足の“パー”】
× 指の向きが揃わない
× 開く指と開かない指がある

どの指も等間隔にしっかり開き、横から見たときに、指が十分に伸びて揃っていることが重要なポイントです。

開く」とは、手の〝パー〟と同じように、パッと足指を開いて、瞬時に〝パー〟ができなければなりません。しかも、どの指の間隔も同じように開き、手の人差し指が余裕をもって通せるぐらい開いていなければなりません。

　また、横から見たときに開いた指がどれもまっすぐ伸びていて、きれいに一直線に並んでいることも重要です。それぞれの指がいろんな方向に傾いてしまっているようでは不十分です。

　さらに、「一瞬なら開けます」というのはダメで、開いたまま1分間静止できなくてはなりません。そこまでできて、ようやく〝合格〟といえます。

踏ん張れる足指は"グー"ができる

踏ん張れる足指はしっかりまがる

足が体を支える安定した土台となるためには、足指が広がるだけでなく、しっかりまげられることも大事です。足指を開く練習をする人は多いですが、しっかりまげる練習のほうはおろそかにされがちです。本来は、まげたり伸ばしたりが自在にできる必要があります。

足の指の骨は、足の甲にある中足骨か

足の骨のしくみ

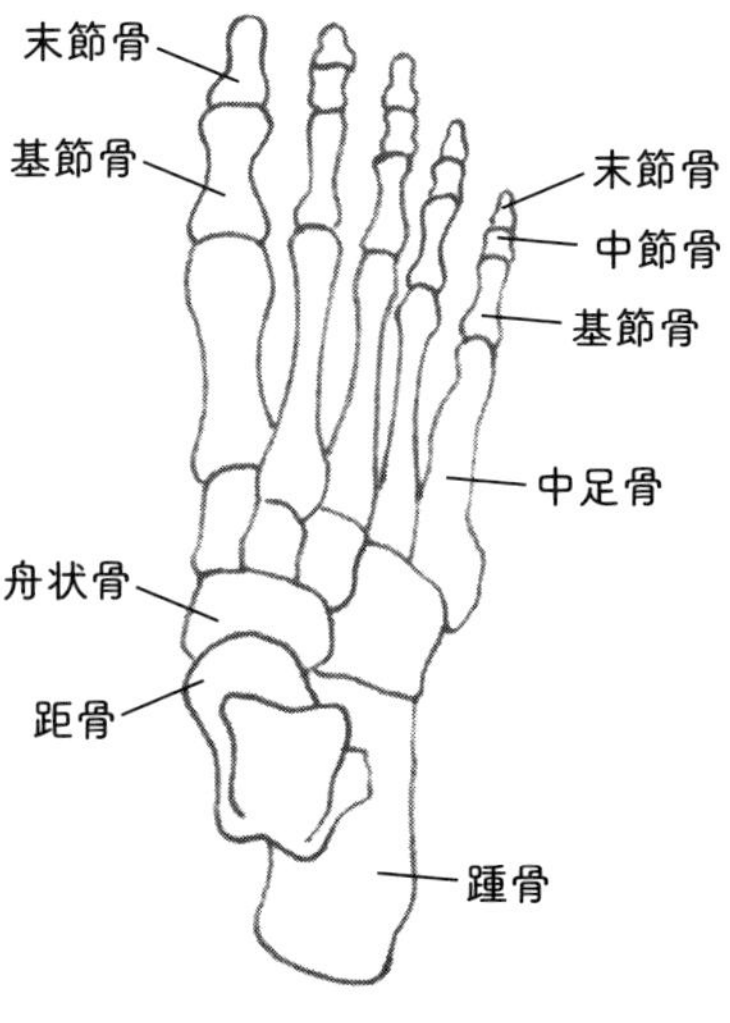

末節骨
基節骨
末節骨
中節骨
基節骨
中足骨
舟状骨
距骨
踵骨

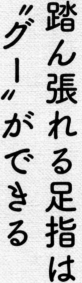

足指をしっかりまげられますか？

【横から見た“グー”】

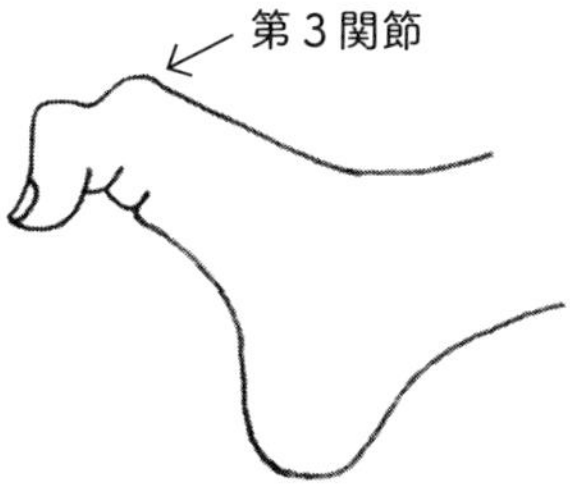

第３関節もきちんとまげられることが重要です。

【前から見た“グー”】

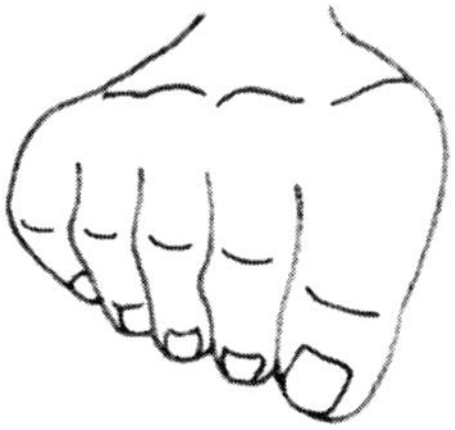

各関節がしっかりまげられていて、手の握りこぶしのように見えるのが理想です。

ら指先に向かって、基節骨、中節骨、末節骨という順番でつながっています。ただし、親指だけは関節が１つ少なく、基節骨と末節骨のみの構造になっています。この基節骨から末節骨までが指の骨です。

　足の指は中足骨と基節骨のつなぎ目の部分、親指以外の指の第３関節からまげられなければなりません。なぜ、まげることが大事かというと、足指をギュッとまげるときに力が入り、筋肉が鍛えられるからです。足指を開いて伸ばしているだけでは、筋力はつきません。

　そして、足指でしっかり〝グー〟ができると、歩くときに足指全体で地面をつかむことができるようになります。足指で地面をとらえながら歩くことで、足の筋肉が鍛えられ、足裏のアーチも保つことができます。

踏ん張れる足指は〝チョキ〟ができる

踏ん張れる足指はパワーがある

踏ん張れる足指は、〝パー〟や〝グー〟だけでなく、さらに〝チョキ〟もできなければなりません。

〝チョキ〟といっても、ただ親指と人差し指を前後に動かせるというだけでは不十分です。親指と人差し指を前後で勢いよくこすり合わせるようにして、「パチン」と音が鳴るくらいに、強くはじくことができますか。つまり、この〝チョキ〟には、親指のパワーが必要なのです。親指を手前から向こうへ、逆に向こうから手前へ、どちら側からも勢いよくはじかせることができるようになる必要があります。

ちなみに、私は親指と人差し指で、５００㎖のペットボトルをはさんで、持ち上げ

親指と人差し指を強くはじくことができますか？

【上から見たチョキ】

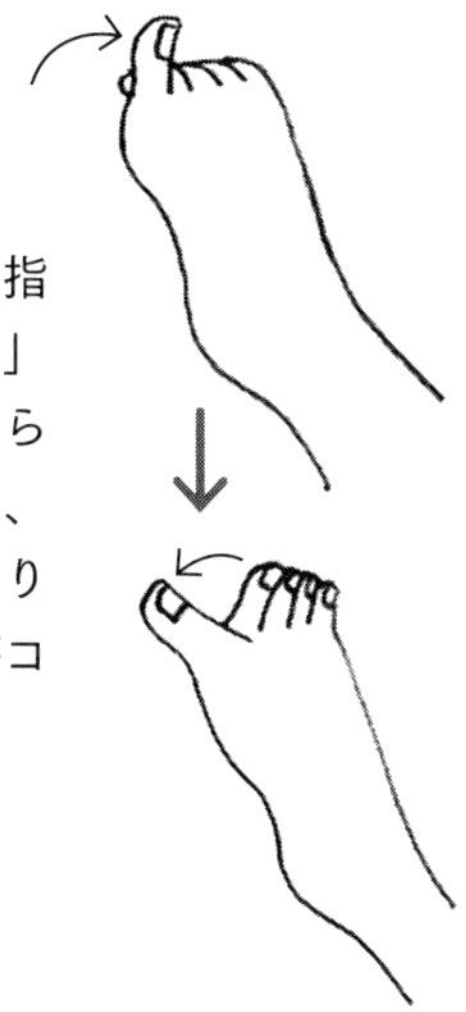

親指と人差し指を、「パチン」と音がするくらいに、力強く、勢いよくこすり合わせるのがコツです。

【横から見たチョキ】

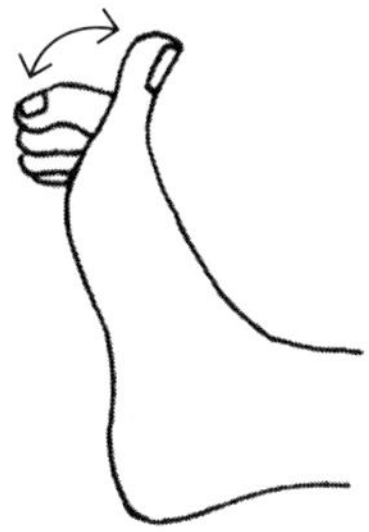

親指と人差し指をこすり合わせるように交互に前後に動かします。

ることができます。それくらい足の指に力がついていれば理想的です。

特に、親指の役割は重要です。踏ん張るとき最も負荷がかかっているのは親指です。親指でグッと踏ん張れるかどうかがきわめて重要です。歩行においても、足が地面から離れるときの最後の力強い蹴り上げを担っているのが親指です。

体の重心を維持したり、姿勢を整えたり、力強く歩いたりするために、足の親指が自在に動かせることと、力を入れて踏ん張れることが不可欠なのです。親指がその大役を担えるかどうかが、〝チョキ〟ができるかどうかで判断できるというわけです。

足指の機能が衰えると筋肉も衰える

〝パー・グー・チョキ〟ができない足

自分の足で〝パー〟〝グー〟〝チョキ〟ができるかどうか試していただけましたか。おそらく、全部を完璧にできた人はいないでしょう。この足指の動きができないということは、足指の機能が衰えてしまっているということにほかなりません。

つまり、足指がしっかり開いて十分伸びること、足指のすべての関節をしっかりまげてギュッと握れること、足指に力を入れられること、この3つが足指の大切な機能なのです。

それができなくなってしまうと、足でしっかり踏ん張ることができず、体を支える土台としての役割を十分担えないため、重心がずれたり、姿勢をくずしたりする原因になります。その結果、上体が安定しなくなり、バランスをとろうとして、あちこちの関節や筋肉に負荷がかかって痛みや不調が生じることになりますし、その状態を長く続けていると、腰まがりや背まがりも生じてくることになります。

足指の機能が低下すると足の筋肉も衰える

足指の機能が低下することで生じる問題を少し詳しくみてみましょう。足指が自在に動かない、足指に力が入らない足では、自分の体重を支えながら、地面を蹴って歩くときに必要な筋肉が十分つけられません。体のどの部分の筋肉にもいえることですが、筋肉は動かしたり、力を入れて緊張させたりしなければ鍛えられないのです。足の筋肉にも同じことがいえます。

動かない足指、力の入らない足指で、ペタペタ歩いても、筋肉は鍛えられません。足指をしっかり動かし、踏ん張ったり、蹴ったりするときにグッと力を入れることが筋肉を鍛えることにつながるのです。歩くときに、５本の足指でギュッと地面をつかみ、足裏が地面についたあとに力強く地面を踏み返す、その一連の動作によって足の筋力が鍛えられるのです。

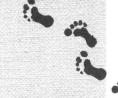

アーチがくずれる2つの原因

体を支える3つのアーチ

足指の機能が低下したり、足の筋肉が落ちたりすると、足のもつ、ある重要な機能が低下します。その機能とは、足裏にあるアーチです。

足裏には3つのアーチがあります。1つめは親指のつけ根から小指のつけ根を結ぶ「横アーチ」、2つめはかかとから親指のつけ根を結ぶ、縦の「内側アーチ」、3つめはかかとから小指のつけ根を結ぶ、縦の「外側アーチ」です。この3つのアーチがカメラを固定する三脚のような役割を果たしており、これらのアーチがあることで、私たちの体重がしっかり支えられるのと同時に、着地の際の地面からの衝撃を吸収・分散したり、重心の移動にスムーズに対応できたりしているのです。

足裏の３つのアーチ

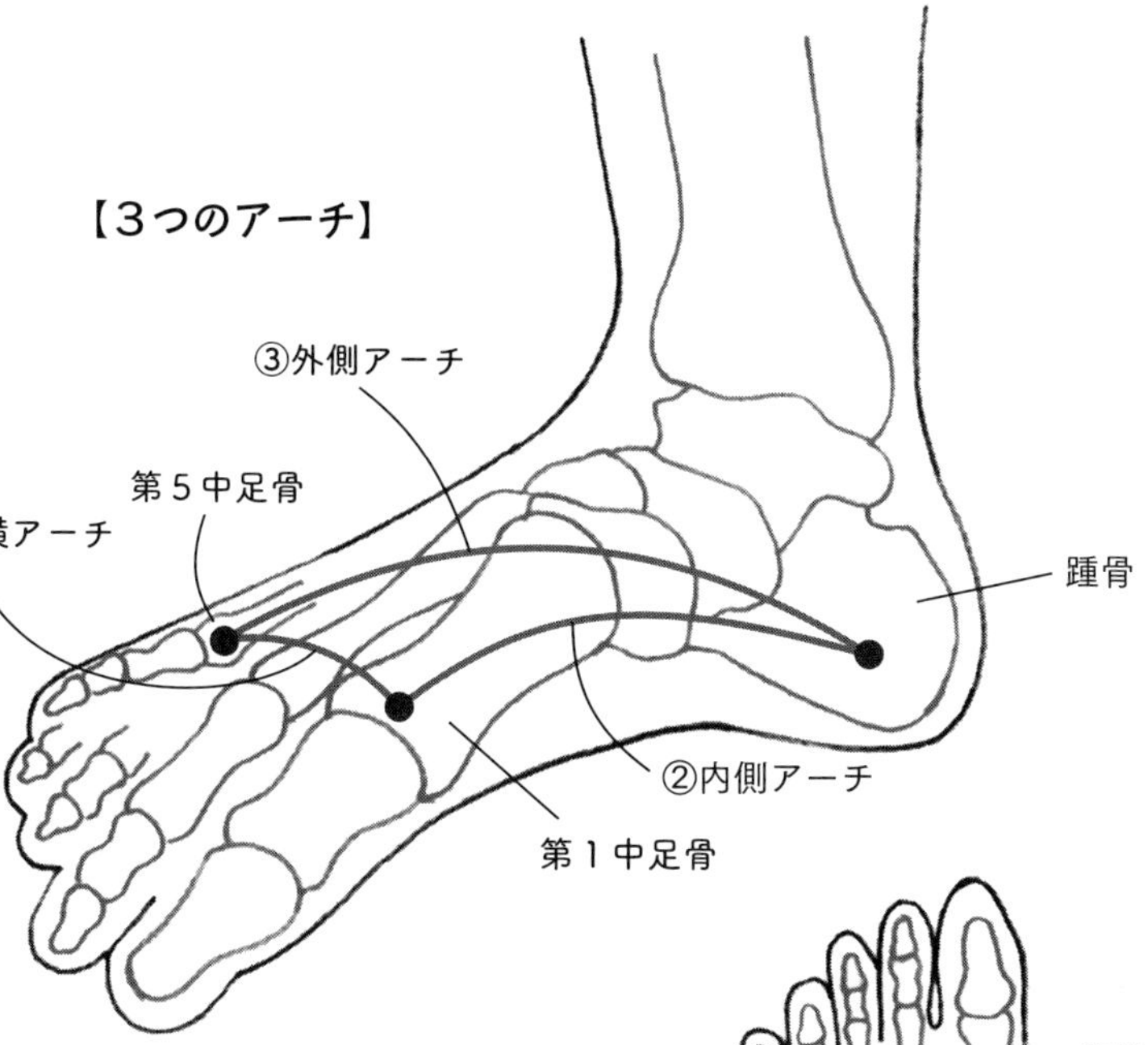
【３つのアーチ】
③外側アーチ
第５中足骨
①横アーチ
踵骨
②内側アーチ
第１中足骨

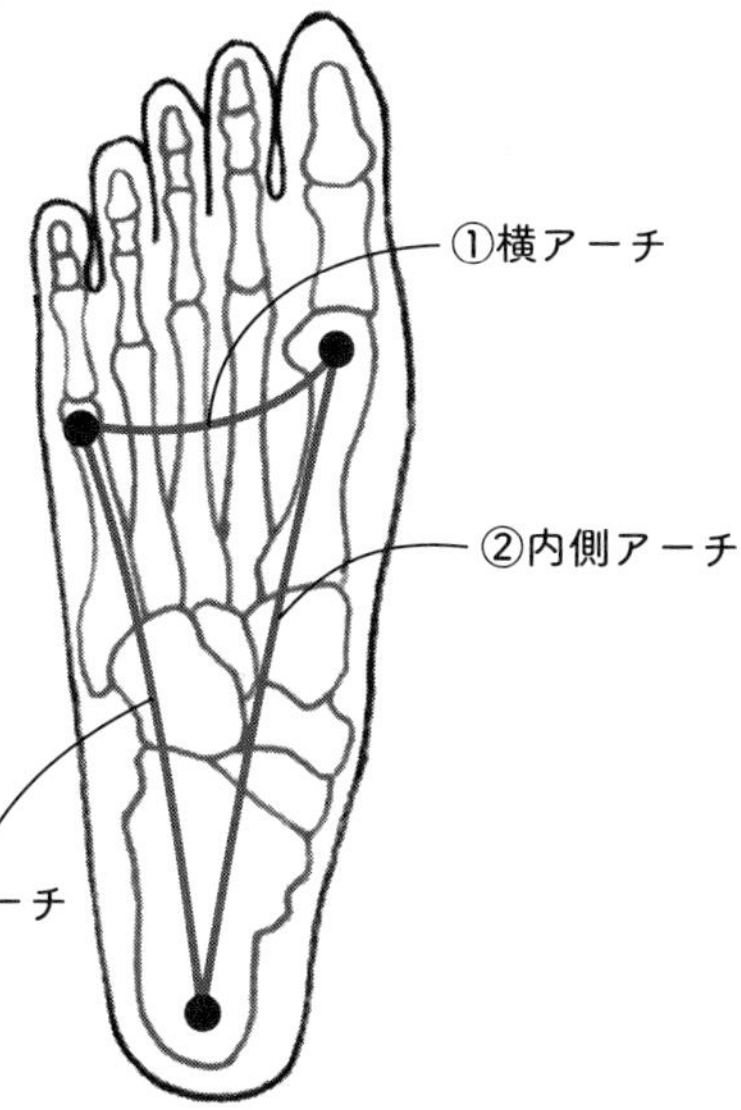
①横アーチ
②内側アーチ
③外側アーチ

①横アーチ、縦方向の②内側アーチ、縦方向の③外側アーチの、３つのアーチが、三脚の役割を果たして足裏を支えています。
足裏にアーチがあることで、体の重みに耐えることができ、着地時に地面から受ける衝撃を吸収・分散させることもできるようになっています。

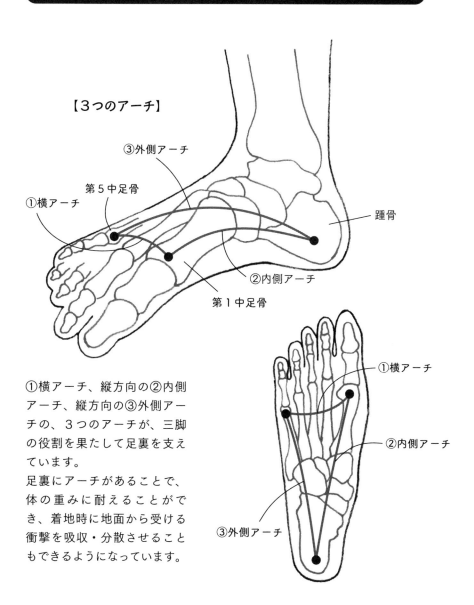

足の筋力低下で起こる「外反足」「内反足」

足の3つのアーチは、足の筋力が低下するとくずれやすくなります。

足部（くるぶしから下の足部分）の筋肉が衰えると、足部の安定が悪くなり、かかとの骨（踵骨）がぐらついて変形しやすくなります。かかとの骨（踵骨）が内側に傾くと（外反＝足裏が外側を向く）「外反足（61ページ参照）」になり、「外側重心」になります。逆に、外側に傾くと（内反＝足裏が内側を向く）「内反足（61ページ参照）」になり、「内側重心」になります。

「外反足」では、親指側（内側）に足が傾くため、「内側アーチ」がくずれます。「内反足」では、小指側（外側）に足が傾くため、「外側アーチ」がくずれます。

重心がずれて起こる「回外足」「回内足」

足部の筋力低下のほかにも、アーチがくずれる原因があります。それが、「外側重心」や「内側重心」にみられるような重心のずれです。

小指の機能不全や内反小趾（73ページ参照）が原因となり小指側（足の外側）に重

足のアーチをくずす原因

①足部の筋力低下

外反足	内反足
踵骨（かかとの骨）の“外反変形”（踵骨が内側に傾く＝足裏が外側を向く）	踵骨（かかとの骨）の“内反変形”（踵骨が外側に傾く＝足裏が内側に向く）
↓	↓
「内側アーチ」の消失	**「外側アーチ」の消失**

②足指の機能低下による重心のずれ

外側重心	内側重心
↓	↓
回外足	**回内足**
かかとの骨（踵骨）が外側に傾き、その上の「距骨」「脛骨」も外側に傾いた状態	かかとの骨（踵骨）が内側に傾き、その上の「距骨」「脛骨」も内側に傾いた状態
↓	↓
「外側アーチ」の消失	**「内側アーチ」の消失**

心が傾く「外側重心」になってしまった足を「回外足」といいます。「回外足」になると、「外側アーチ」がくずれて機能しなくなります。一方、親指の機能不全や「外反母趾（73ページ参照）」が原因となり、親指側（足の内側）に重心が傾き「内側重心」になってしまった足を「回内足」といいます。「回内足」になると、「内側アーチ」がくずれて機能しなくなります。

厳密にいえば、アーチが完全になくなることはありません。確かに、筋肉や靭帯がすっかり衰えてしまい、アーチがつぶれかけている人も全くいないわけではありませんが、ほとんどの人の場合、わずかにアーチが残っています。ただ、そのアーチが、重心がずれることによって、隠れてしまっているのです。アーチの形そのものはある程度維持されるのですが、足が傾いてしまうことで、アーチ本来の役割を十分に果たせなくなっています。

アーチが機能しなくなると、両足でしっかり踏ん張ることができず、クッション機能を足以外の部分で補う必要があるため、姿勢も安定しにくくなります。そして、バランスをとろうとして、体の各所に余計な力を入れたり、体を傾けたりしなければならなくなり、骨の変形や痛み、しびれなどの不調を生じさせることになるのです。

アーチ消失を起こす「外反足・内反足」「回外足・回内足」

【正常なかかとの状態】

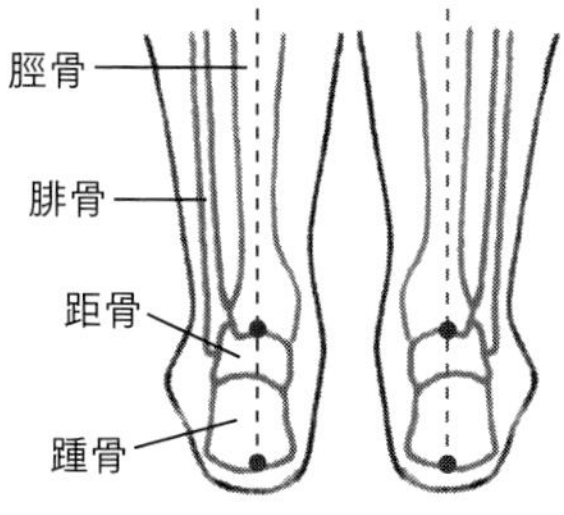
脛骨
腓骨
距骨
踵骨

かかとの部分を後ろから見ると、かかとの「踵骨」の上に「距骨」がのり、その上に「脛骨」と「腓骨」が安定してのっています。しかし、なんらかの理由で「踵骨」が傾くと、上にのる骨も傾き、不安定になってしまいます。

【外反足】

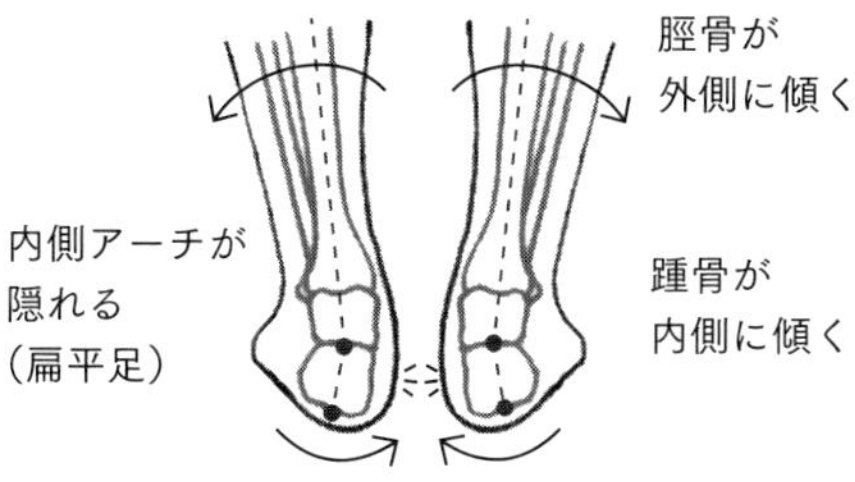
脛骨が
外側に傾く
内側アーチが
隠れる
（扁平足）
踵骨が
内側に傾く

踵骨が内側に傾き、その上の距骨がバランスをとろうとして逆側（外側）に傾き、脛骨も外側に傾いた状態。「O脚」になる。

【内反足】

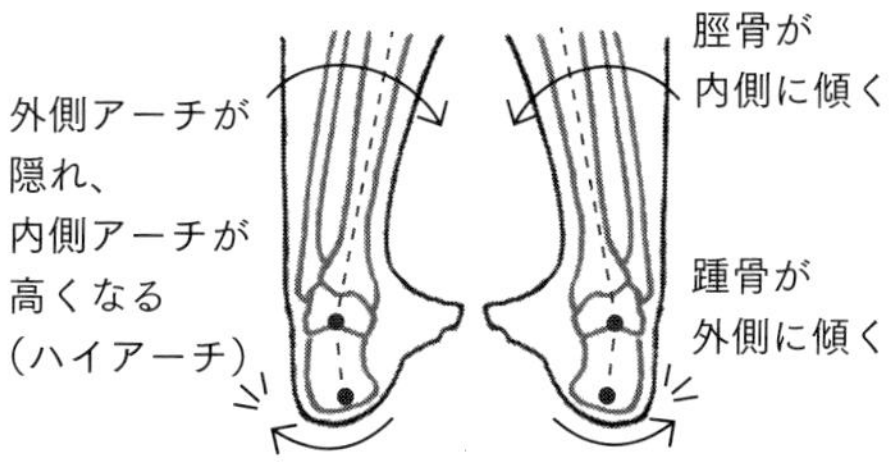
脛骨が
内側に傾く
外側アーチが
隠れ、
内側アーチが
高くなる
（ハイアーチ）
踵骨が
外側に傾く

踵骨が外側に傾き、その上の距骨がバランスをとろうとして逆側（内側）に傾き、脛骨も内側に傾いた状態。「X脚」になる

【回外足】

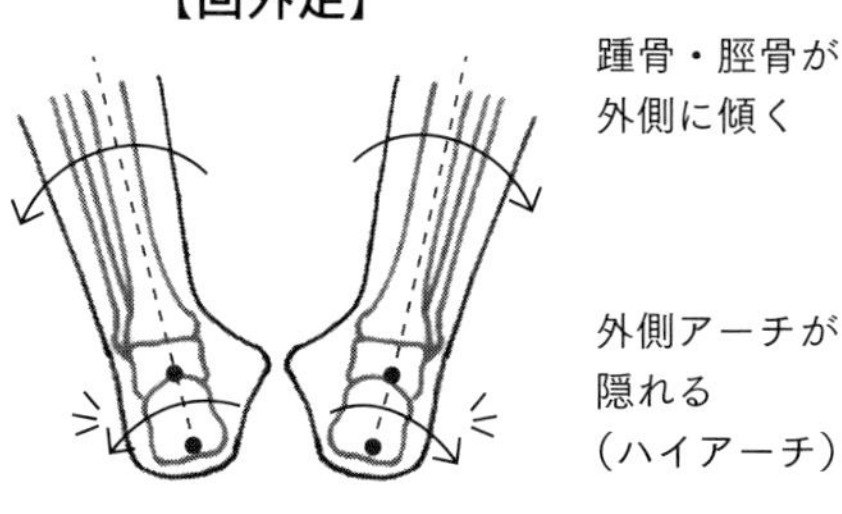
踵骨・脛骨が
外側に傾く
外側アーチが
隠れる
（ハイアーチ）

踵骨が外側に傾き、その上の距骨、脛骨も外側に傾いた状態。「O脚」になる。

【回内足】

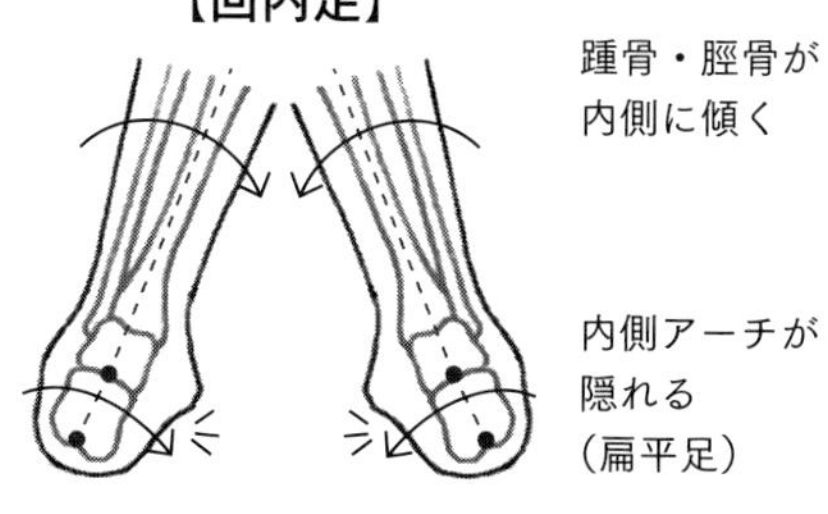
踵骨・脛骨が
内側に傾く
内側アーチが
隠れる
（扁平足）

踵骨が内側に傾き、その上の距骨、脛骨も内側に傾いた状態。「X脚」になる。

痛みや不良姿勢の元をたどると〝足指〟に行き着く

不調や痛みの根源は〝足指〟にある

猫背や反り腰の原因となる「かかと重心」も、「外反足」や「内反足」の原因となる足部の筋力低下も、「回外足」や「回内足」の原因となる重心の左右のずれも、元をたどっていくと、足指の機能が低下し、足がしっかり踏ん張れなかったり、足部の筋肉が十分使われなかったりする問題に行き着きます。足指の機能不全がいかに健康を損なうことになるかを、いま一度、左ページの図で確認してみてください。

背まがりや腰まがり、猫背や反り腰を治したい人も、骨盤の傾きによる体のゆがみを治したい人も、「O脚」や「X脚」を治したい人も、足指の機能を改善させ、足指をしっかり使って、足の筋肉を鍛えればよいということを改めて強調しておきます。

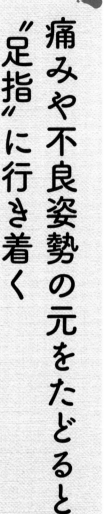

足指の機能不全が引き起こす健康問題

足指の機能不全→かかと重心→反張膝→骨盤前傾→反り腰
　　　　　　　　　　　　└→膝まげ→骨盤後傾→猫背

※反り腰や猫背は、さらにストレートネック→口呼吸・低位舌を引き起こしやすくします。

小指の機能不全・内反小趾（73ページ参照）

→外側重心→回外足→O脚→骨盤の開き・骨盤前傾→反り腰
（外側アーチ消失）　　└→脚長左右差→骨盤左右差→
　　　‖　　　　　　　　仙腸関節のずれ→
ハイアーチ　　　　　　　側弯・放散痛による腰痛など

親指の機能不全・外反母趾（73ページ参照）

→内側重心→回内足→X脚→骨盤閉じすぎ・骨盤後傾→猫背
（内側アーチ消失）　　└→脚長左右差→骨盤左右差→
　　　‖　　　　　　　　仙腸関節のずれ→
扁平足　　　　　　　　　側弯・放散痛による腰痛など

かがみ指・浮き指（74ページ参照）

→足部の筋力低下→踵骨の外反変形（外反足）→脛骨が外側に傾く→
　　　　　　　　（内側アーチ消失）
　　　　　　　　O脚→脚長左右差→骨盤左右差→
　　　　　　　　仙腸関節のずれ→側弯・放散痛による腰痛など

　　　└→踵骨の内反変形（内反足）→脛骨が内側に傾く→
　　　　　　　　（外側アーチ消失）
　　　　　　　　X脚→脚長左右差→骨盤左右差→
　　　　　　　　仙腸関節のずれ→側弯・放散痛による腰痛など

親指が担っている重要な役割とは

5本の指のなかで荷重が一番かかる指

足指の力が弱いと、かかとが不安定になりやすく、重心がずれ、上体のバランスも乱れてしまいます。5本指のなかで、体重を支え、体勢のバランスをとるために、特に重要な役割を果たしているのが親指です。親指は、不安定な足が内側に倒れ込まないように、しっかり支える機能があります。

このほか、電車のなかで立っているとき、車両の揺れにつられて体のバランスをくずしそうになったとき、私たちは瞬時に足（足指）で踏ん張りますが、そのとき最も負荷がかかっているのは親指です。親指がグッと力を入れて踏ん張ることで、転ばないように体を支えることができているのです。

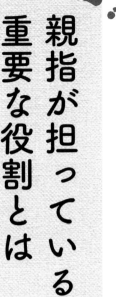

「あおり歩行」における親指の役割

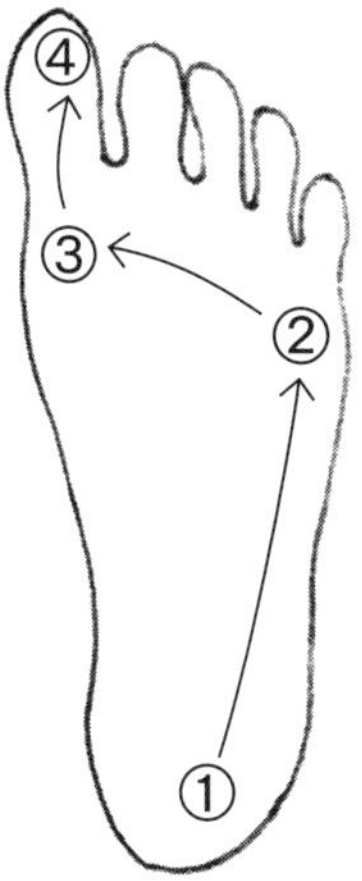

①かかとで着地する
↓
②重心が、かかとから足裏の外側を経由して、小指のつけ根に移動する
↓
③小指に移動した重心を、小指の力でグッと内側に戻し、親指のつけ根に移動させる
↓
④内側に寄ってきた重心で足が内側に倒れ込まないよう、親指の力で支え、足をまっすぐな状態にしてから、その親指で地面を蹴り上げる

親指は、歩行時に足が内側に倒れ込まないようしっかり支えるとともに、「あおり歩行」の最後で、地面を力強く蹴り上げる役割を担っています。

すべての指は重要な役割を担っており、歩行時にもそれぞれの役割を果たしています。人の正しい歩行は、「あおり歩行」といって、足が地面に着地してから蹴り上げるまでの動作と重心移動が、「①かかとで着地→②足裏の外側から小指のつけ根へ重心移動→③小指のつけ根から親指のつけ根へ重心移動→④親指で踏み込み、地面を蹴り上げる」という一連の流れになっています。ここで親指は、小指から移動した重心を受けて、足が内側に倒れ込まないように支え、足をまっすぐな状態に戻してから、最後に力強く蹴り上げる重要な機能を担っています。

蹴り上げによってふくらはぎも鍛えられる

「あおり歩行」で、親指が地面を蹴り上げるときに、ふくらはぎにある「下腿三頭筋」という筋肉が刺激を受けて連動します。「下腿三頭筋」は、ひざ上からかかとまで伸びている「腓腹筋《ひふくきん》」と、すねとかかとをつなぐ「ヒラメ筋」からなっています。「腓腹筋」はひざ関節や足関節の屈曲や伸展を補助する働きがあり、「ヒラメ筋」は歩行中、地面を蹴るときに重要な役割を担っています。

ふくらはぎは〝第二の心臓〟と呼ばれており、足にたまった血液を心臓に押し戻すポンプの役割を担っていますが、歩行により、親指で地面を蹴り上げる動作を行うことが、そのポンプ力をアップさせることにつながります。また、「下腿三頭筋」は頻繁に動かすことで鍛えられ、筋肉が伸縮して柔軟になります。そうすると、太腿の筋肉（大腿四頭筋・ハムストリングス）や腰回りの筋肉（腸腰筋）も柔軟になり、骨盤の傾きが改善されて、「仙腸関節・腰仙関節」のずれやこわばりも解消されます。ですから、親指が踏ん張れて、力強く蹴り上げられることが重要なのです

親指の蹴り上げがふくらはぎを鍛える

【蹴り上げが弱い場合】

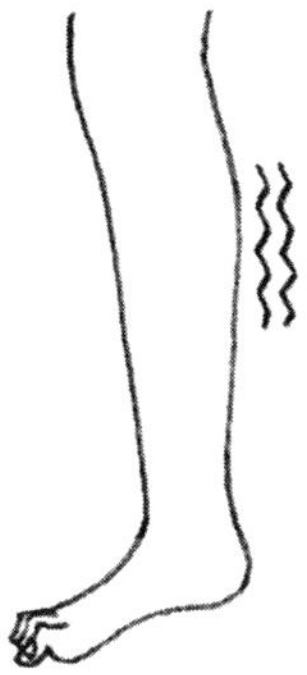

親指をはじめとする足指が伸びておらず、地面をしっかり蹴り上げられないと、ふくらはぎが動かず、こわばってしまいます。

【蹴り上げが力強い場合】

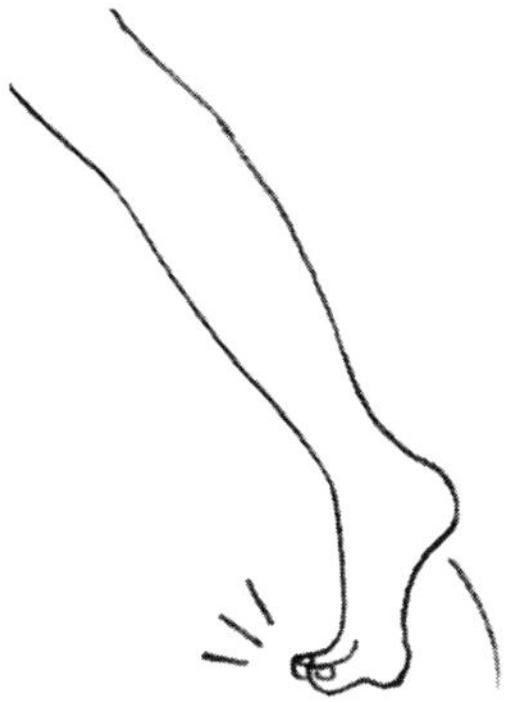

親指をはじめとする足指がしっかり伸びて、地面を力強く蹴り上げられると、ふくらはぎが刺激され、鍛えられます。

ふくらはぎの筋肉（下腿三頭筋）

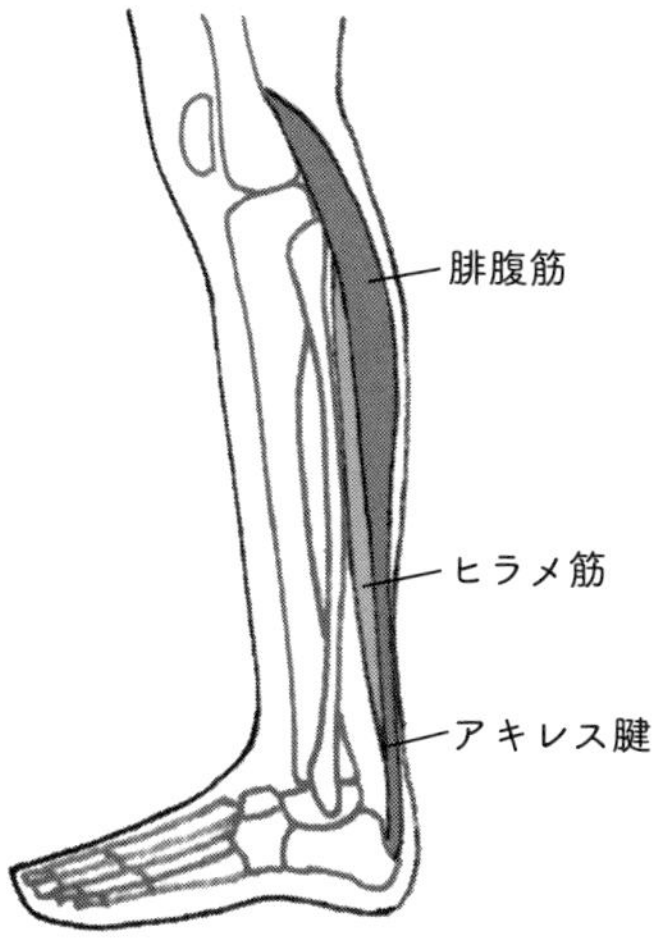

【腓腹筋】

大腿骨から踵骨（かかと）まで伸び、下部はアキレス腱に付着している。硬くなるとひざがまがり、骨盤が後傾する。伸びすぎるとひざが反り、骨盤が前傾する。

【ヒラメ筋】

脛骨・腓骨の後ろ側にある筋肉で、下部はアキレス腱に付着している。足首を底屈させ、地面を蹴る機能を担っている。

【アキレス腱】

腓腹筋・ヒラメ筋が踵骨に付着する部分の人体で最も強い腱。かかとの持ち上げや、つま先を地面に踏み込ませる働きがある。

足指の機能回復と歩くことが大事

足指を伸ばして動かすだけではダメ

足指を広げて伸ばし、自在に動かせるようになれば、足の機能は回復しますが、それだけでは不十分です。機能回復した足でしっかり歩き、足の筋力をアップさせることで、体の重心が中心に安定するようになります。重心が中心にある状態で歩行すると、上体の筋肉を過剰に使わなくて済むため、筋肉の硬直や緊張がほぐれ、やわらかくなるのです。そうすると、まがっていた骨が元に戻り、「ニュートラルポジション」の良い姿勢がとれるようになります。

つまり、足指の機能回復のあと、骨の位置を正し、姿勢を「ニュートラルポジション」に戻すには、足指を使って地面をつかみ、力強く蹴り上げながら歩いて、足の筋

「ギャザリング」だけでは足の筋肉はつかない

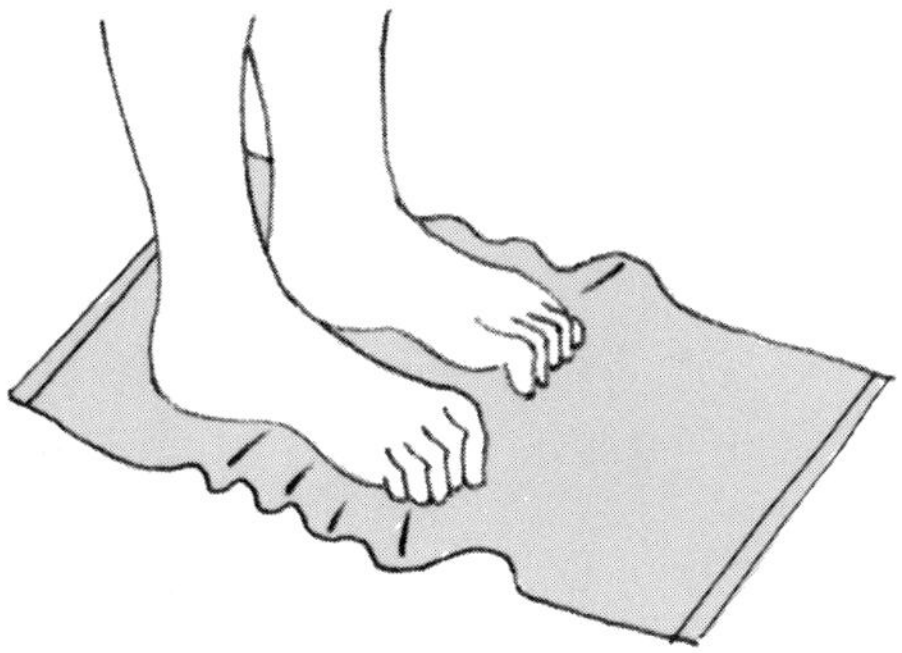

床に置いたタオルを足指をまげてたぐり寄せる「ギャザリング」では、足指の短い筋肉しか使わないため、かかとから指先までつながっている長い筋肉は十分に鍛えられません。

力をつけることが必要なのです。

「ギャザリング」の効果は限定的

足の筋肉をつけるために、床に置いたタオルを足指でたぐり寄せる「ギャザリング」を毎日やっているという人もいるかもしれません。「ギャザリング」に取り組むことで、確かに足指を鍛えることはできますが、それだけでは、足に必要な筋肉を十分につけることはできません。

足の筋肉の構造をみると、指のつけ根から指先までつながっている短い筋肉（短筋）と、足首やかかとのほうから指先までつながっている長い筋肉（長筋）があります。「ギャザリング」では主に足指の筋肉しか使わないので、短筋は鍛えられますが、長筋は鍛えられないのです。

長筋を鍛えるためには、足全体の屈曲と伸展が不可欠です。そして、その最も効果的な運動が、足指をしっかり使って歩くことにほかならないのです。

歩行時の「蹴り上げ」が重要

足指の機能を取り戻すことができたとしても、日常的にその足指を使って歩き、足の筋肉を鍛えなければ、足裏のアーチも戻りませんし、体の重心や姿勢を整えることもできません。足を鍛えるためには、足指を使い、地面をとらえながら、しっかり踏み込み、力強く蹴り上げて歩くことが欠かせないのです。

特に重要なのは、歩行時の「蹴り上げ」をしっかり行うことです。歩くときの足の動きは、①かかとが地面に接地→②足裏全体が地面に接地→③足指を背屈させる、体重を前に移動→④背屈させた足指で地面を蹴り上げて体を前に運ぶ、という一連の動作の繰り返しになります。この④の部分が「蹴り上げ」です。

多くの人の場合、③の足指を背屈させるところまではできています。しかし、最後の「蹴り上げ」がしっかりできていません。

歩行の際、③足指を背屈させることで足底筋が引き伸ばされて収縮し、足が地面を離れた瞬間に足底筋の張力がゆるむことで推進力を得て、体が前に進むしくみになっています。しかし、その推進力だけでは弱いので、最後に、足指（特に親指）で地面を蹴る動作、すなわち、力強い「蹴り上げ」が必要になるのです。

ところが、〝足指を鍛える運動〟と称して、足指を背屈させて地面を踏み込むことに重点を置いて取り組んでいるケースも、少なからず見受けられます。足指をまげて（背屈させて）歩くことばかりに集中して、最後の「蹴り上げ」がおろそかにされているのが現実です。それでは足指の機能を十分に取り戻すことはできません。

理想は、砂場や砂浜で、足指で砂をえぐりながら歩くことができるくらいの足指の力をつけることです。そのためには、足指で最後に地面を蹴るという意識をもちながら、歩くことが大切です。

足指の力を取り戻すためには、室内で取り組む「ギャザリング」や、足の部分を使ったトレーニングでは不十分です。やはり、屋外の広々とした環境で、伸び伸びと、そして力強く歩く習慣が必要だといえます。繰り返し歩き続けることで、失われた機能を再び獲得することができるのです。

自分の足をチェックしましょう

足指の変形はありませんか？

では、今度は自分の足指をチェックしてみましょう。あなたの足指が広げたり伸ばしたりまげたりが自在にできる、〝機能性の高い〟足指かどうかは、その形を見ればだいたいわかります。次のようなトラブルのある足指は、健康で機能的な指とはいえません。

足指にトラブルがある人は、かかとが傾いていたり、重心が不安定だったりして、姿勢が悪く、腰まがりや背まがりがはじまっている可能性もあります。また、ひざや腰、股関節などの痛みや肩こりのある人もいるでしょう。足指がしっかり動かないことで、血行障害から冷え性などの症状があらわれているケースも考えられます。

外反母趾

【セルフチェックの方法】

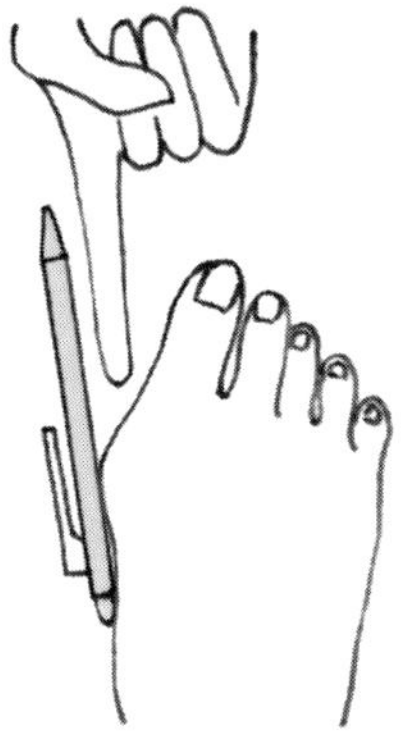

足の内側にボールペンを当てて、親指の爪の部分との間に手の人差し指を入れる。指が１本以上入れば外反母趾の可能性が高い。

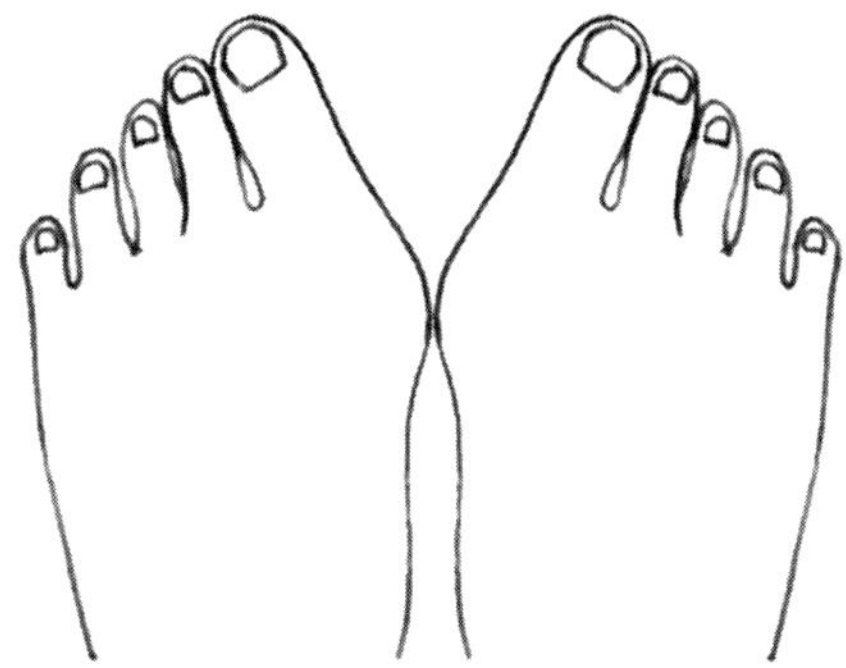

親指が小指側にまがった状態。親指のつけ根の骨が横に突出し、靴に当たって痛みが起こる。足指の機能不全、足裏の筋力の低下などが原因で起こる。

内反小趾

【セルフチェックの方法】

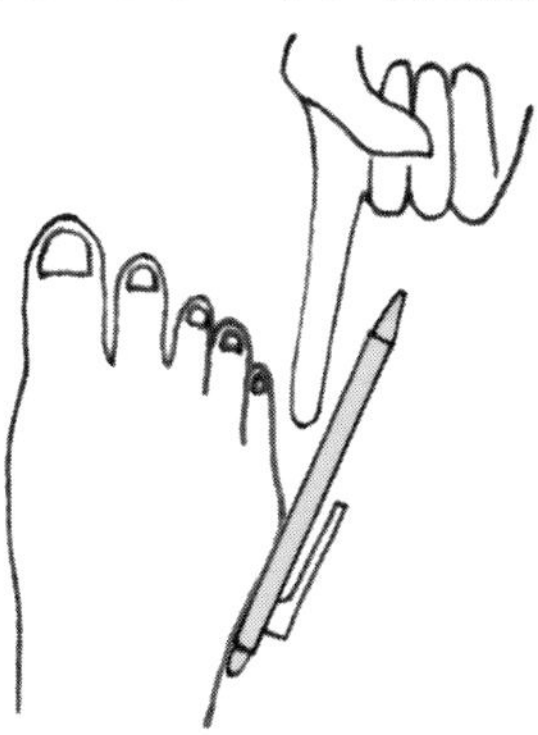

足の外側にボールペンを当てて、小指の爪の部分との間に手の人差し指を入れる。指が１本以上入れば内反小趾の可能性が高い。

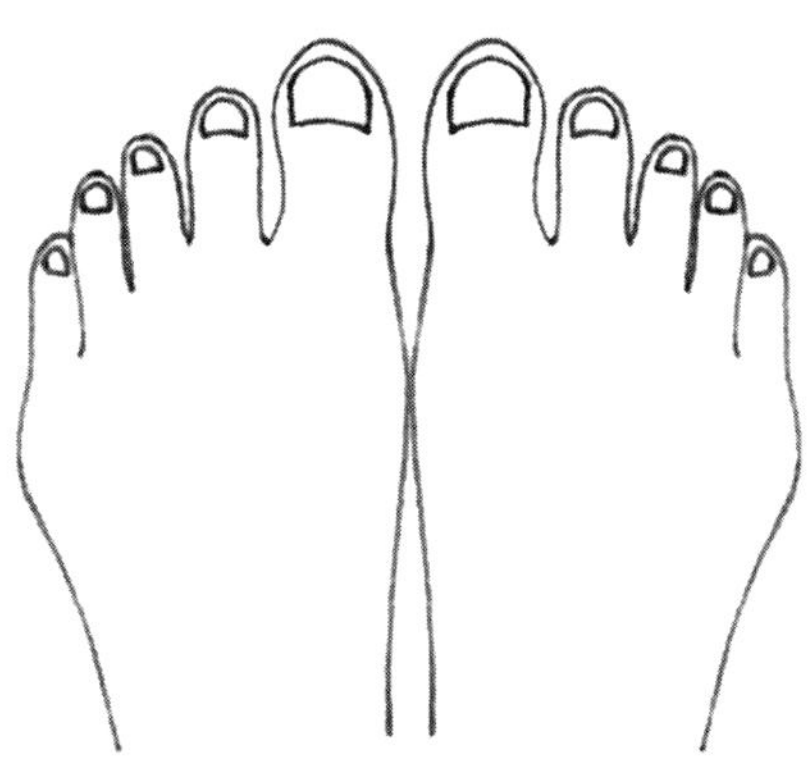

小指が親指側にまがった状態。小指のつけ根の骨が横に突出し、靴に当たって痛みが起こる。足指の機能不全、足裏の筋力の低下などが原因で起こる。

浮き指

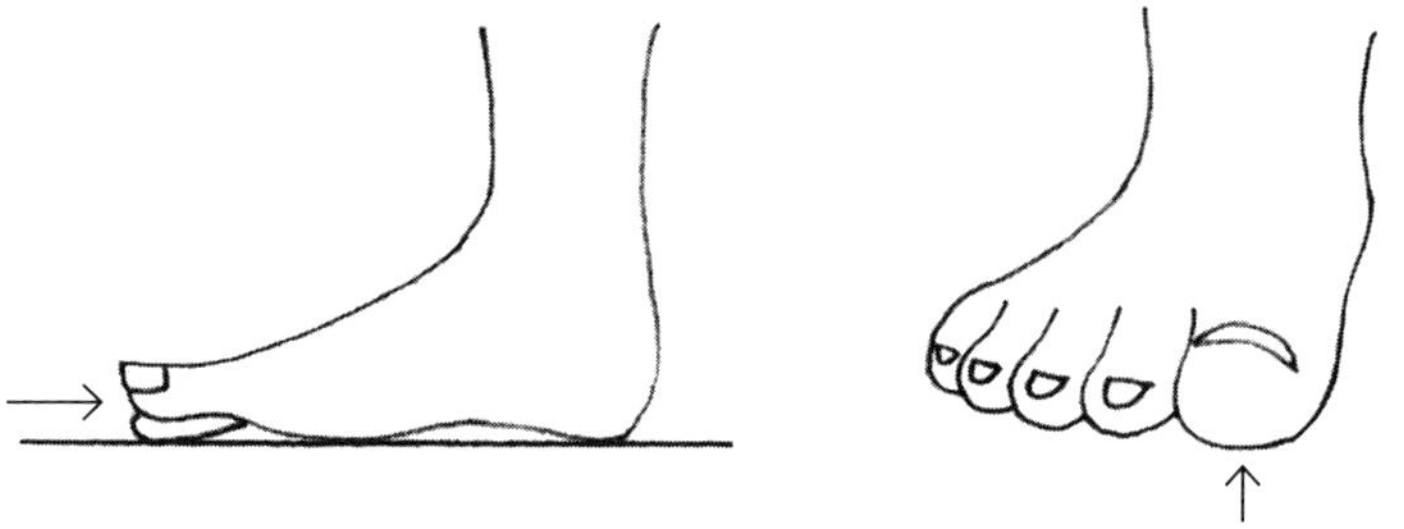

指が地面から浮いた状態。指で地面をつかめないため、足で踏ん張ることができなくなる。小指と親指に起こりやすい。

【セルフチェックの方法】

足の正面から写真を撮ってみて、爪が見えない指は浮き指。指が浮いていないように見えても、爪が上を向いている浮き指もある。指の下に紙を差し込んでみて、スッと入る場合も浮き指。

寝指

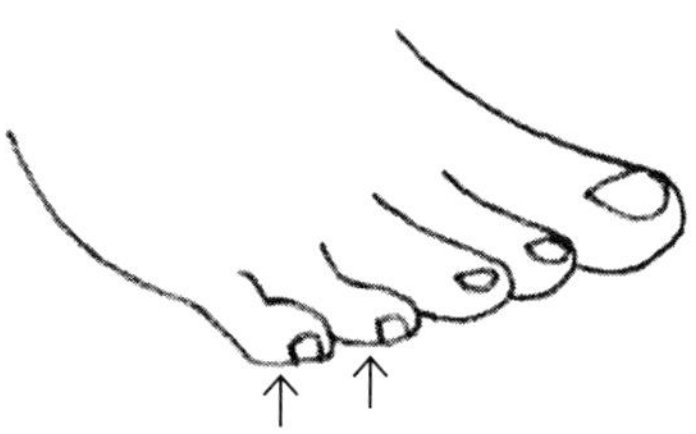

足指が倒れて横を向いてしまっている状態。指で地面をつかむことも、踏ん張ることもできない。小指と薬指に起こりやすく、内反小趾が伴うことも多い。

【セルフチェックの方法】

足を上から見たとき、爪が横向きになっていれば寝指。

かがみ指(ハンマートゥ)

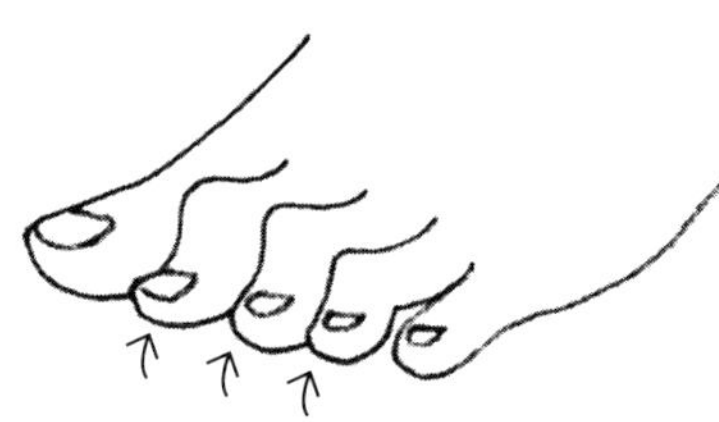

足指がまっすぐ伸びていない状態で、指の第1関節が折れまがっていたり、指が下を向いたりした状態。歩行で体重がかかるときだけ、足指がまがる“かくれかがみ指”もある。

【セルフチェックの方法】

爪が下向きになっている場合は、足の真横から写真を撮って確認できる。足の指に、しわやタコができている場合、“かくれかがみ指”の可能性あり。

足の痛みや変形が体の不調を起こしているかも

足指の変形以外にも、さまざまな足のトラブルがあります。足指が機能しなくなると、足の筋力が衰えて足裏のアーチが消失したり、足が靴下・靴との摩擦や圧迫を受けて、部分的に角質が厚くなってしまったりします。

足の変形や痛みが悪化すると、重心の位置がずれたり、姿勢がくずれたりします。その結果、足だけでなく、ひざや股関節、腰、肩など、体のいろいろな部分に負荷がかかり、そこにも痛みや変形が生じるようになります。

逆に、肩こりや腰痛、股関節痛、ひざ関節痛、腰まがりや背まがりが、元をたどっていくと、足に原因があったということもめずらしくありません。体に不調が起こると、症状があらわれている部分に原因があると考えてしまいがちですが、根本的な問題がどこにあるのかを突き止めることが重要です。

あなたの腰まがりや腰痛、股関節痛も、もしかしたら足に原因があるのかもしれません。足指のセルフチェックとともに、足トラブルがないかどうかもチェックしておきましょう。

アーチのトラブル

【正常な内側アーチ】

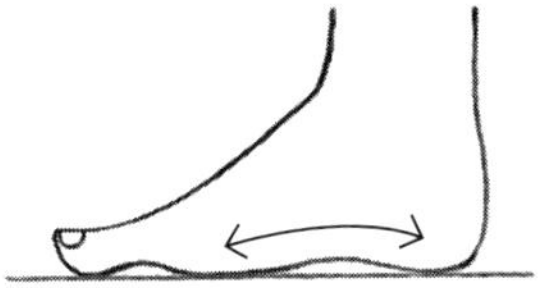

正常な「内側アーチ」は、ゆるやかなカーブを描いている。

【扁平足】

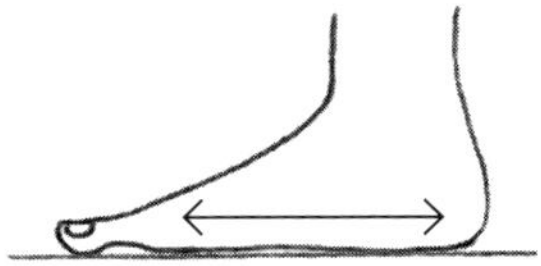

“土踏まず”の凹みがなくなり、足裏全体が平らになって地面についた状態。かかとの骨が内側に傾くことでも生じる。親指が使えなくなり、踏ん張りが利かなくなる。手の人差し指を“土踏まず”に入れてみて、第１関節まで入らなければ扁平足。

【ハイアーチ】

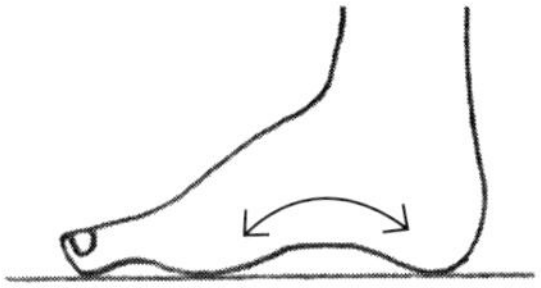

足の甲が高くなり、“土踏まず”が高く上がった状態。地面への足裏の接地面が小さくなるため安定が悪く、横ぶれしやすくなる。また、接地部分に過大な負荷がかかるため、指のつけ根やかかとにタコができやすくなる。手の人差し指を“土踏まず”に入れてみて、第２関節まで入ればハイアーチ。

【正常な横アーチ】

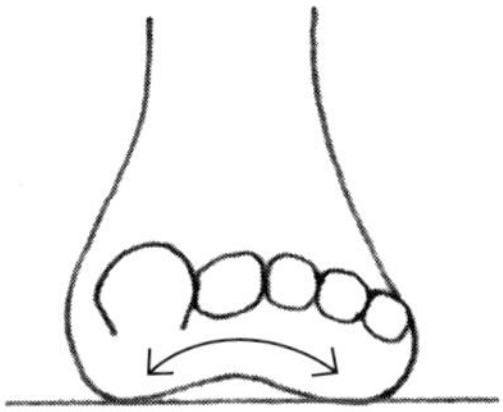

【開張足《かいちょうそく》】

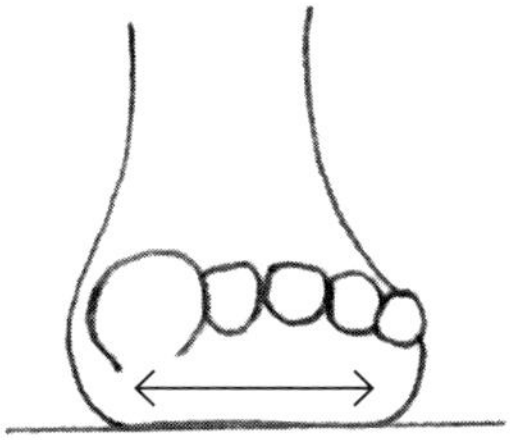

５本指のつけ根にある「横アーチ」が落ちて、横に広がった状態。足指が浮きやすく機能しなくなるほか、縦のアーチも落ちやすくなる。ヒールの高い靴をはいているとなりやすい。足裏の第２指、第３指のつけ根にタコができている人は開張足の可能性が高い。

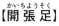

足底腱膜炎

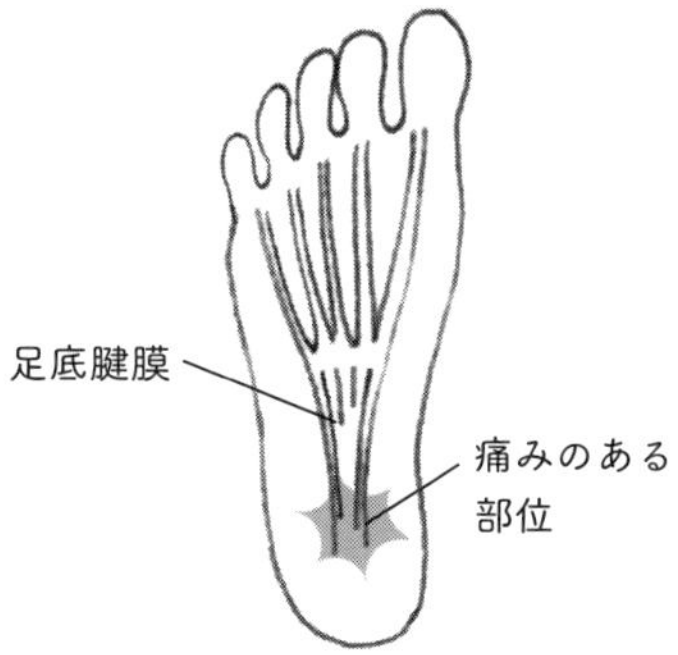

足裏のかかとの骨から足指のつけ根をつなぐ足底腱膜(筋膜)は、足裏の縦アーチを支えている。足指の変形などによりアーチがくずれると、足底に過度な負担がかかる。かかとの傾きが生じるケースでは足底腱膜が無理に引き伸ばされ、炎症を起こす。痛みは、足底腱膜と踵骨の付着部で起こりやすい。

ウオノメ・タコ

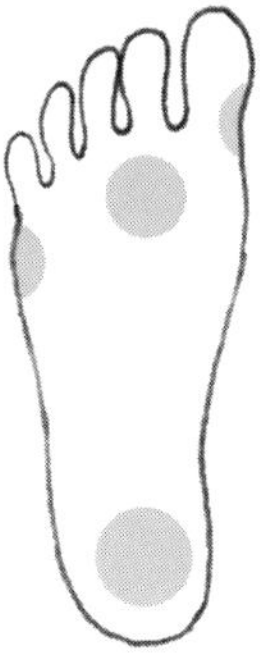

足指の変形によりアーチがくずれたり、靴との摩擦・圧迫が起こったりすることで、角質が厚くなる部分が出てくる。痛みがあるものがウオノメ、痛みがないものがタコ。ウオノメやタコができる部位によって、足指の問題がどこにあるのかも明らかになる。

巻き爪・陥入爪

【巻き爪】

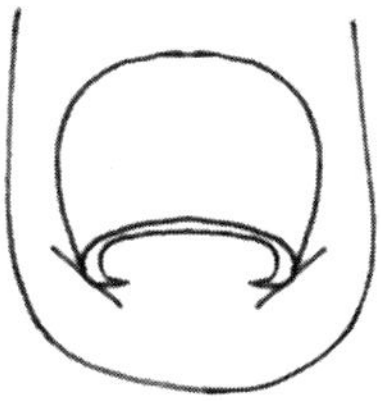

【陥入爪《かんにゅうそう》】

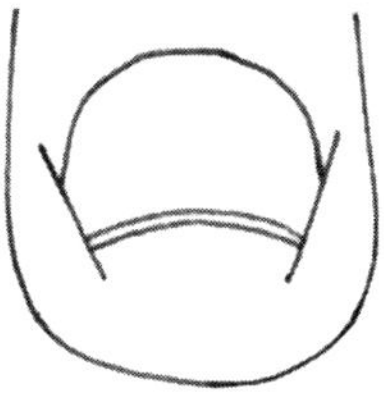

爪の端が内側に巻き込んだ状態になったものが「巻き爪」。巻いた部分が皮膚に食い込んだ爪を「陥入爪」という。「巻き爪」は親指に起こりやすい。外反母趾や合わない靴による圧迫によって起こったり、指に体重がかかっていなかったりすると生じる。

こんな生活習慣のある人も要注意

生活習慣からわかる足トラブル

足指の変形や足裏のアーチのくずれ、足の痛みや爪のトラブルなど、足に関わる問題は、何げない普段の生活習慣が原因となって起きている場合があります。明らかに足指の変形が見られない人や、足の痛みなどの自覚症状がない人でも、これらの生活習慣に思い当たるところがあるなら、要注意です。

今はまだ、気になるトラブルが生じていないかもしれませんが、近い将来、深刻な足トラブルに悩まされるかもしれません。また、顕著な足トラブルがないように見えても、腰や股関節、ひざ関節などの痛みや、姿勢の乱れ、体のゆがみなどが進みはじめているかもしれません。一度、セルフチェックしてみましょう。

足トラブルの原因となる生活習慣チェック

ここにあげた項目は、足指や足の健康にとって良くないＮＧ習慣です。思い当たる項目がある人は、その習慣をやめるようにしましょう。

□ **足を締めつけないように、ゆるめの靴をはいている**

靴のなかで足がすべると、足指をまげて踏ん張ろうとするので、かがみ指や寝指が起こりやすくなります。

□ **靴をはくときに、靴べらを使わない**

靴が変形しやすくなり、それに伴って足指も変形します。

□ **夏はぞうりやサンダルをはくことが多い**

足が固定されないのですべりやすく、足指をまげて指先に力を入れるようになります。その結果、かがみ指や寝指が起こります。

□ **室内ではスリッパをはいている**

スリッパは脱げやすく、指を反らして浮き指になったり、指先に力を入れてかがみ指になったりします。

□ **足を冷やさないように、寝るときは靴下をはいている**

足が圧迫され、足指の変形をまねくだけでなく、血流も悪くなります。足のこわばりで筋肉が硬くなり、骨盤や背骨のゆがみにつながることもあります。

□ **むくみ防止のために、引き締め効果のあるストッキングをはいている**

血流を悪くして冷えにつながるほか、筋肉を硬直させる原因にもなります。

□ **胸を張り、大股で歩くようにしている**

大股歩きは足指を使わないため、「かかと重心」になりがちです。

□ **足の爪はいつも短く切っている**

親指の爪だけは短く切らないようにします。爪を短くしすぎると指に力が入らず、体重を支えたり、地面を蹴り上げたりする親指本来の機能が低下してしまいます。

骨盤のずれや左右差がわかる

ＳＬＲテスト

「ＳＬＲテスト」（Straight Leg Raising Test）は、骨盤の状態を自分でチェックできる簡単な方法です。足指の機能回復を図ったり、ウォーキングをしたりすることで、骨盤の傾きや「仙腸関節」などのずれも少しずつ改善していきます。骨盤の状態が良くなっているかどうかを時々、自己チェックしてみましょう。

【ＳＬＲテストのやり方】

仰向けに寝て、片側の脚を、ひざをまげずに少しずつ上げていきます。角度が90°に達するまで上げます。脚をゆっくり下ろしたら、反対側の脚も同じように上げます。

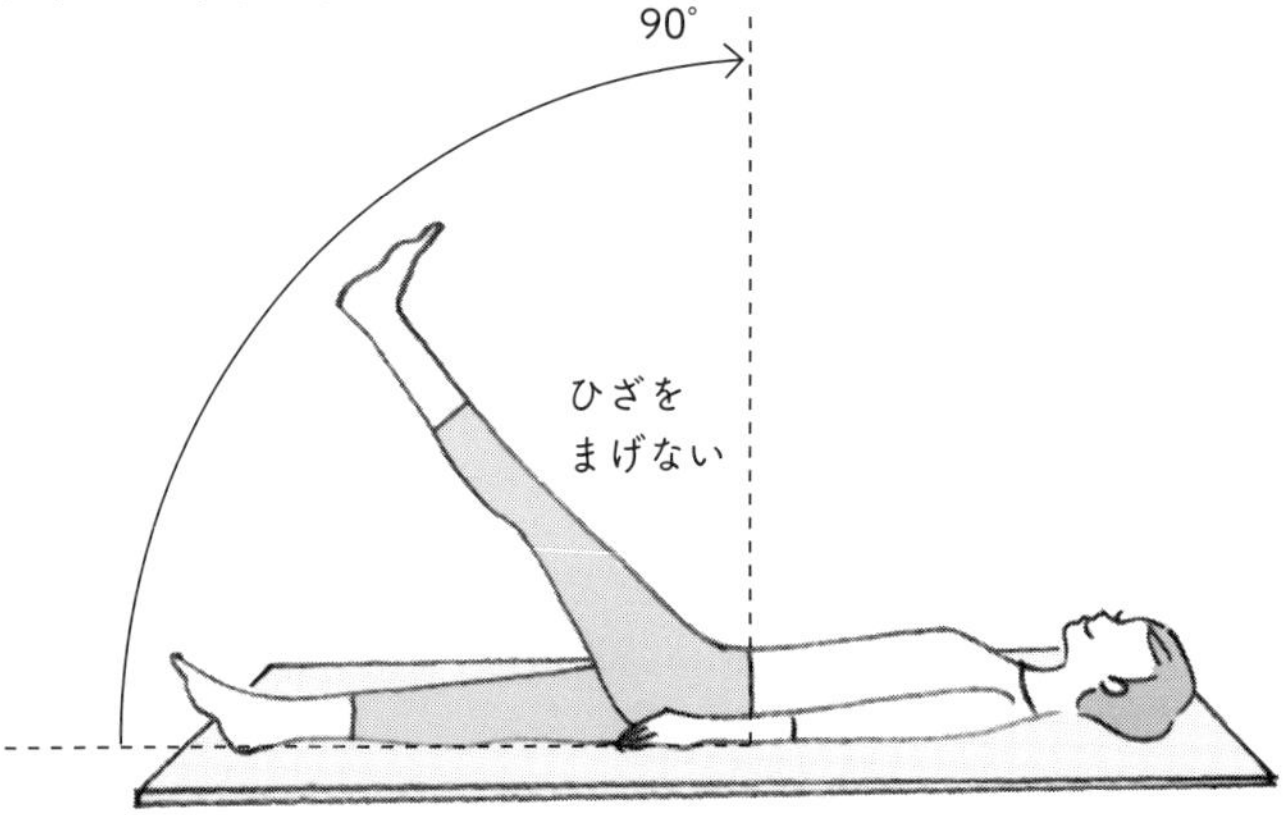

【ＳＬＲテストの評価方法】

- 両脚とも90°まで上がった…骨盤は正常です。
- 片側の脚は90°まで上がったが、反対側が上がらなかった
  …「仙腸関節」のずれ（左右差）があります。
- 両脚とも90°まで上がらなかった
  …骨盤の前傾か後傾があり、「仙腸関節」が硬くなっています。

※脚が90°まで上がらなくても、少しずつでも高く上がるようになれば、骨盤の状態は改善傾向にあり、姿勢も徐々に良くなっていると判断できます。

第3章

すぐにはじめる「足指つかみ」

「足指つかみ」でどこがよくなる？

「足指つかみ」は足指の〝リハビリ〟

腰まがりや背まがり、姿勢の乱れがある人、腰痛や股関節痛、ひざ関節痛などに悩まされている人の多くが、足指の変形が原因で体の重心が安定せず、「ニュートラルポジション（21ページ参照）」がとれなくて、体のゆがみを生じさせたり、あちこちの関節や筋肉に負荷をかけて痛みを生じさせてしまったりしていることをお話ししてきました。体の不調や痛みの原因が、足指にある人が少なくないということです。

そして、その足指の問題を解消するために、おすすめするのが「足指つかみ」です。「足指つかみ」の原理は単純明快で、「足指を広げて伸ばそう」というものです。1日5分間この体操に取り組み、それを毎日続けることで、足指が広がって伸び、自在に動かせるようになって、踏ん張りが利くようになります。踏ん張れるようになると、地面をつかみ、蹴り上げる「あおり歩行」がうまくできるようになり、歩くことで足の筋肉を鍛えることができます。その結果、足裏のアーチが戻り、かかと側や左右にずれていた重心が中心に戻り、安定するようになります。そして、「ニュートラルポジション」が自然にとれるようになり、姿勢が正されて、腰まがりや背まがりも少しずつよくなるのです。

このプロセスでおわかりのように、「足指つかみ」は、足指の機能回復、わかりやすく言うと、〝リハビリ〟のために行うものです。〝リハビリ〟は毎日続けなければ効果がありません。正しい方法で毎日取り組めば、2週間もすると、足指が広げられ、伸びてきます。足指の変形がある人、足指がうまく動かせない人は、最初に〝リハビリ〟をしなければならないのです。

そして、〝リハビリ〟によって足指の機能が元に戻ったら、しっかり地面を踏みしめ、力強く地面をつかみ、蹴り上げられるように、足の筋肉を鍛える必要があります。順番は、「①足指の機能回復→②足の筋肉強化」です。足の筋肉強化のためには、「小股歩き（98ページ参照）」によるウォーキングが最も有効です。

「足指つかみ」でこわばった筋肉を柔軟にする

「足指つかみ」は基本的には、足指の機能を回復させるための体操です。足指の筋肉は、足部の多くの筋肉とつながっているため、足指を広げ、伸ばすことで、足裏や甲の筋肉のストレッチ効果も得られます。

では、「足指つかみ」でストレッチできる足の筋肉を具体的にみてみましょう。

足の甲側には、「長母趾伸筋」「短母趾伸筋」（親指をそらせる働きを担う）や、「長趾伸筋」「短趾伸筋」（第2指から第5指をそらせる働きを担う）などの筋肉があり、足指の先端から脛までつながっています。これらの筋肉が硬直すると「浮き指（74ページ参照）」を引き起こします。足の甲をそらせる体操をすることで、これらの筋肉のストレッチができます。

また、足の底側には、「長母趾屈筋」（親指をまげる働きを担う）や「長趾屈筋」（第2指から第5指をまげる働きを担う）などの筋肉があり、足指の先端からふくらはぎにある、脛骨の裏側までつながっています。これらの筋肉が硬直すると、「かがみ指（74ページ参照）」が起こります。足指をそらせ、足底を引き伸ばす体操をすることで、これらの筋肉をストレッチすることができます。

足底には「母趾外転筋」や「母趾内転筋」などの筋肉があります。「母趾外転筋」は親指を外側に開くための筋肉で、親指からかかとの骨までつながっています。この筋肉がこわばると、親指が開かなくなります。「母趾内転筋」は、親指を閉じるための筋肉です。この筋肉が衰えると、足指のつけ根がダランと広がってしまい、「開張足（76ページ参照）」になります。「開張足」は「外反母趾」の原因にもなります。

このほか、「骨間筋」は、足指の骨の間にある筋肉で、主に足指を開いたり閉じたりする働きをしています。この筋肉の力が低下すると、中足骨をまっすぐに保つことができなくなり、「開張足」や「外反母趾」をまねきやすくなります。「骨間筋」は足裏のアーチ構造を支える役目もあります。さらに、「虫様筋」と呼ばれる筋肉もあり、これも足裏のアーチを保つ働きをします。

足指の間に手の指を入れて、足指を広げる動作は、「母趾外転筋」や「母趾内転筋」、「骨間筋」や「虫様筋」のストレッチになります。

このように、「足指つかみ」に取り組み、これらの筋肉をストレッチすることで、足指がもっていた本来の機能を取り戻すことができるようになるのです。

「足指つかみ」は ココ に効く

「足指つかみ」では、足部のさまざまな筋肉をストレッチすることで、足指本来の機能を取り戻すことができます。

【足の甲を伸ばす運動】
(92ページ参照)

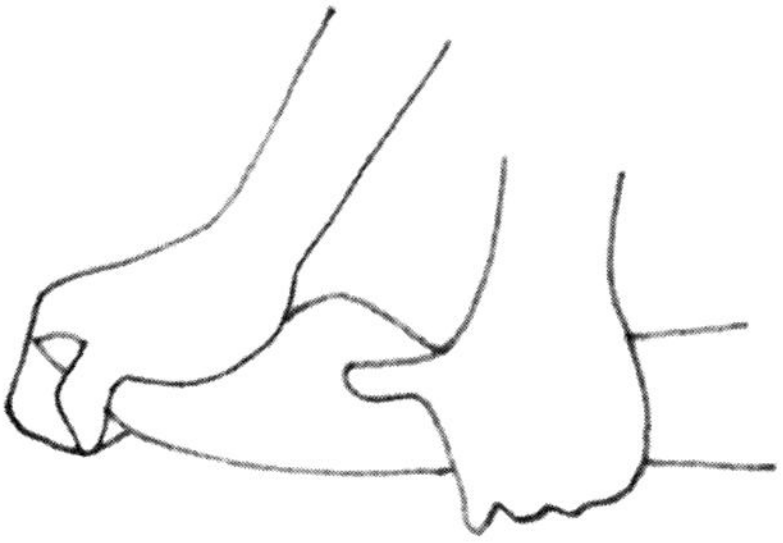

足指をそらせる働きを担う「長母趾伸筋」「短母趾伸筋」「長趾伸筋」「短趾伸筋」などをストレッチさせ、「浮き指」を改善させる効果があります。

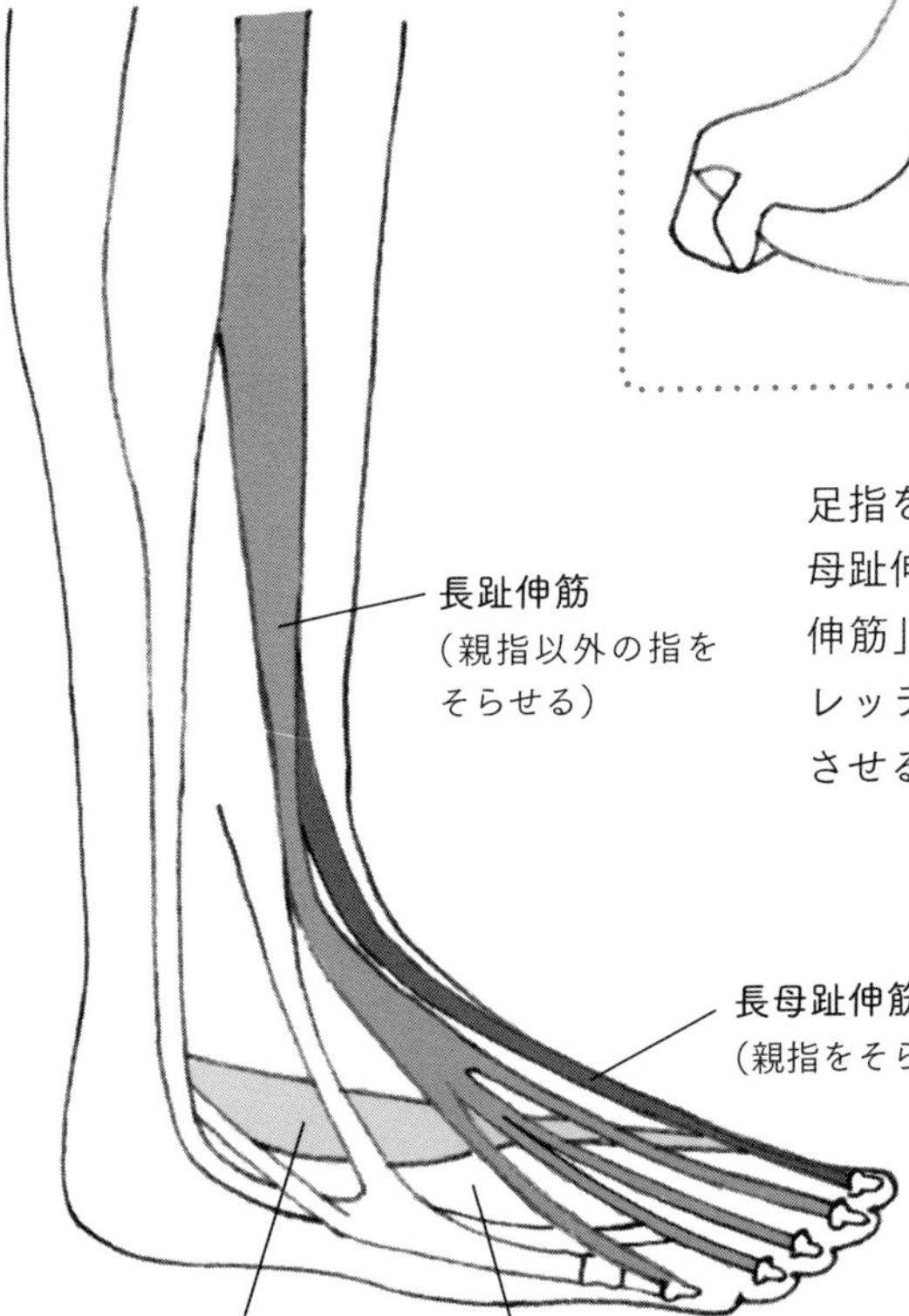
長趾伸筋
(親指以外の指をそらせる)
長母趾伸筋
(親指をそらせる)
短母趾伸筋
(親指をそらせる)
短趾伸筋
(親指以外の指をそらせる)

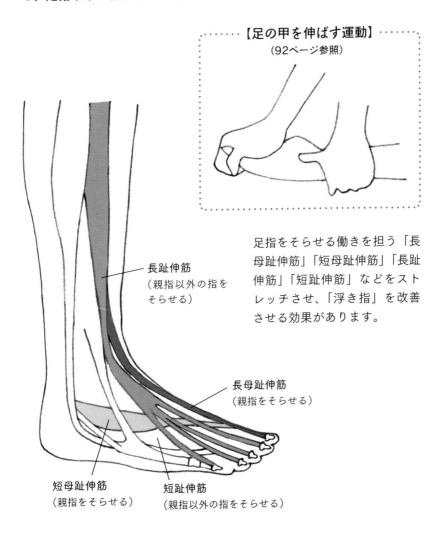

【足底を伸ばす運動】

（91ページ参照）

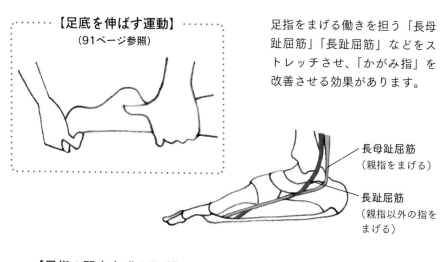

足指をまげる働きを担う「長母趾屈筋」「長趾屈筋」などをストレッチさせ、「かがみ指」を改善させる効果があります。

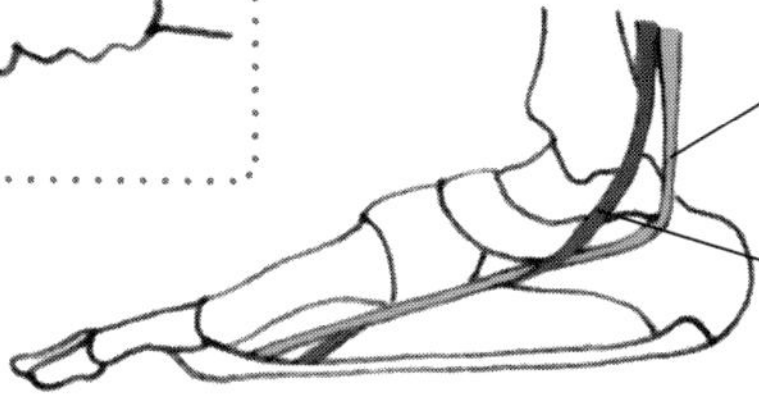
長母趾屈筋
（親指をまげる）
長趾屈筋
（親指以外の指をまげる）

【足指の間を広げる運動】

（90ページ参照）

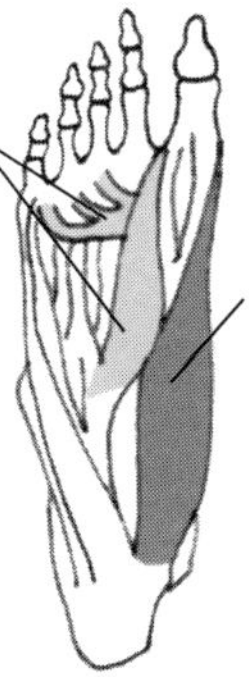
母趾内転筋
（親指を閉じるとともに、横アーチ、内側・外側アーチを支える）
母趾外転筋
（親指を開く）

親指を開いたり閉じたりするときに使う「母趾外転筋」や「母趾内転筋」、足指を広げたり、閉じたりする働きのある「骨間筋」やアーチを保持する役割を担う「虫様筋」などをストレッチし、「開張足」や「外反母趾」を改善します。

虫様筋
（足指を母趾側に内転させる。横アーチを保持する）
骨間筋
（足指を開いたり閉じたりする）

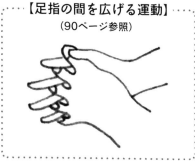

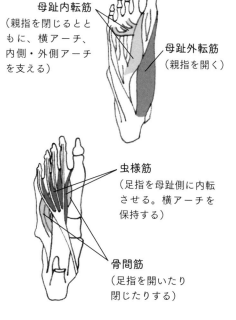

さっそく「足指つかみ」をはじめましょう！

その前に…

「足指つかみ」を安全に正しく行うための注意事項を確認してください。

「足指つかみ」を効果的に行うための注意事項

- 毎日続けることが大事です。１日５分間でいいので、がんばって続けましょう。効果が実感できなくても、すぐに諦めずに続けてみてください。また、効果が出てもすぐにやめずに、ずっと続けることをおすすめします。
- 「足指つかみ」は自分でやることが重要です。股関節が開かない、ひざがまげられないという人も、最初は時間をかけながら、体操ができる姿勢をとれるようにしましょう。
- 「足指つかみ」は基本的には自分でやるものですが、どうしてもできない場合は、だれかに手伝ってもらっても構いません。ただし、自分でやる場合と比べ、効果は半減します。
- 「足指つかみ」は、足の筋肉をゆるめるのが目的なので、ゆっくり、やさしくやるのがコツです。力を入れると逆効果になりますから注意してください。
- 「足指つかみ」には正しいやり方があります。正しい指の入れ方、まげる方向など、説明通りに実践してください。間違ったやり方で進めると、筋肉や関節を痛めてしまう可能性があります。説明をよく読んでからはじめてください。
- 「足指つかみ」は床の上でも、いすに座ってでもできます。
- 力を入れすぎたり、長時間やりすぎたりして、どこかに痛みや違和感が生じたときは、中止してください。正しいやり方で取り組めば、痛みは出ないはずですから、もう一度、正しいやり方を確認してみてから再開しましょう。

足指つかみ

「足指つかみ」でこわばった足の筋肉をほぐしていきます。足指を自由に動かせるようになるための基本ステップです。

STEP 1

いすに座り片方の足を太ももの上にのせる。

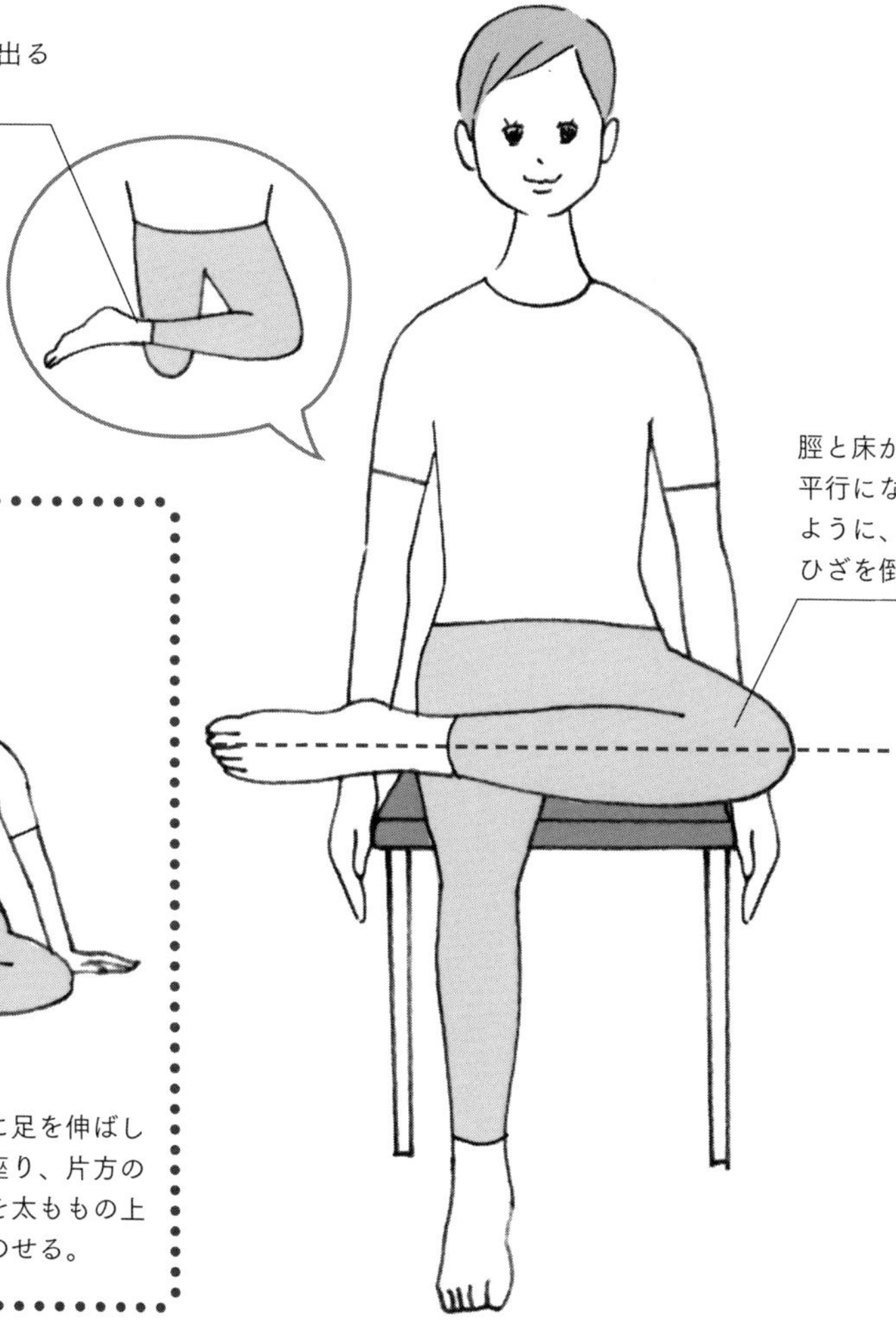
足首が太ももから少し出るくらいの位置にのせる
脛と床が平行になるように、ひざを倒す

床でも

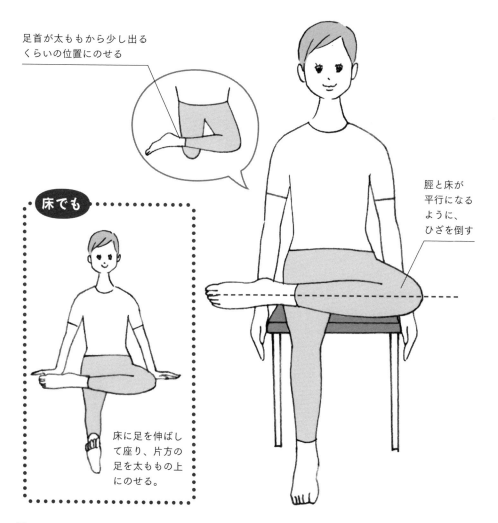

床に足を伸ばして座り、片方の足を太ももの上にのせる。

STEP 2 足指の間に手の指を入れる。

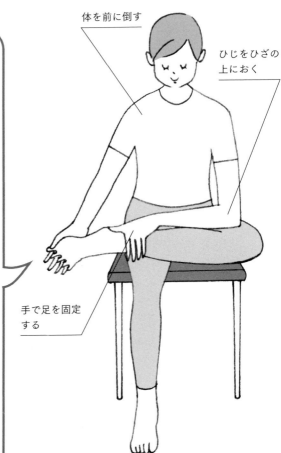

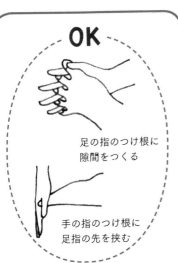

体を前に倒す
ひじをひざの
上におく
手で足を固定
する

OK

足の指のつけ根に
隙間をつくる

手の指のつけ根に
足指の先を挟む

手指の付け根に1本ずつ足指の先を挟んでいく。

NG

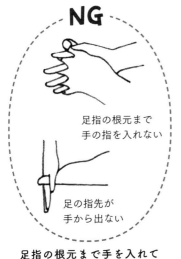

足指の根元まで
手の指を入れない

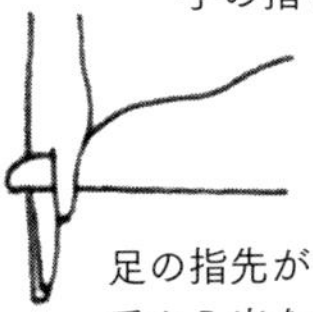

足の指先が
手から出ない

足指の根元まで手を入れてしまうとまげられなくなる。

POINT

手指を足指の間にはさみ広げることで、普段あまり使われていない、足指の間にある筋肉「虫様筋」や「骨間筋」が鍛えられます。

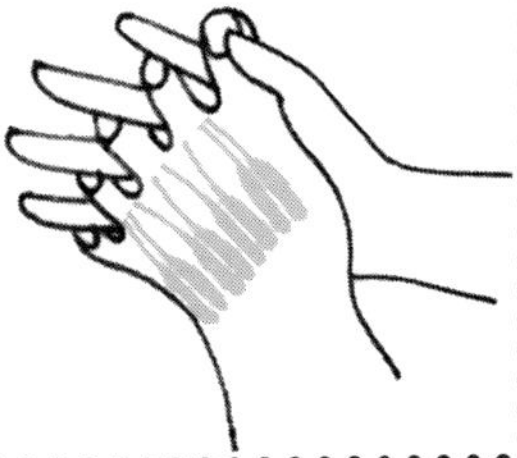

STEP 3

足指の間に入れた手を軽くにぎり、足指を甲の方へ反らす。

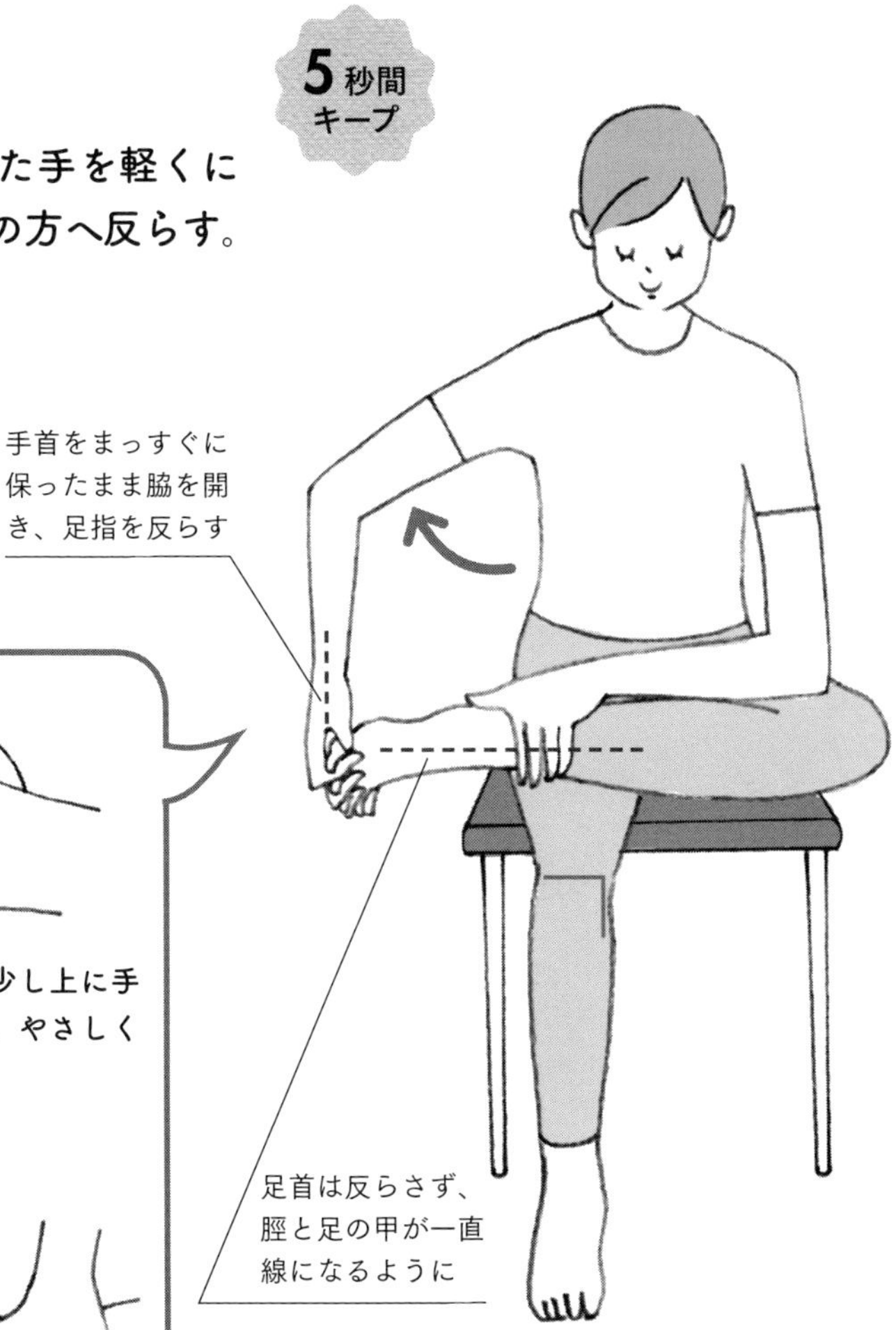
5秒間
キープ
手首をまっすぐに
保ったまま脇を開
き、足指を反らす
足首は反らさず、
脛と足の甲が一直
線になるように

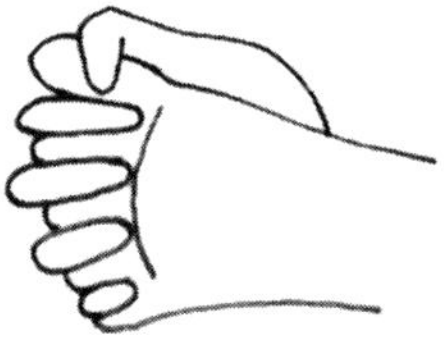

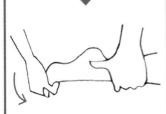

足指のつけ根より少し上に手の指がくるように、やさしくにぎる。

↓

手の指の根元で足指を押すイメージで。足指の関節が90度になるようにゆっくりと押す。

POINT

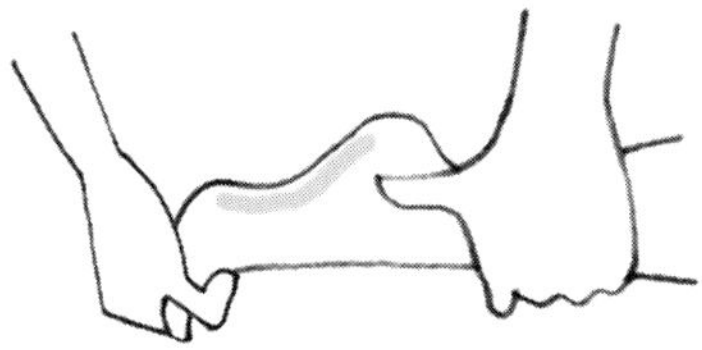

「長母趾屈筋」「長趾屈筋」などの足の裏にある筋肉を伸ばします。

STEP 4　足指を足の裏側に反らす。

5秒間キープ

STEP3・4を15回

反対側も同様に

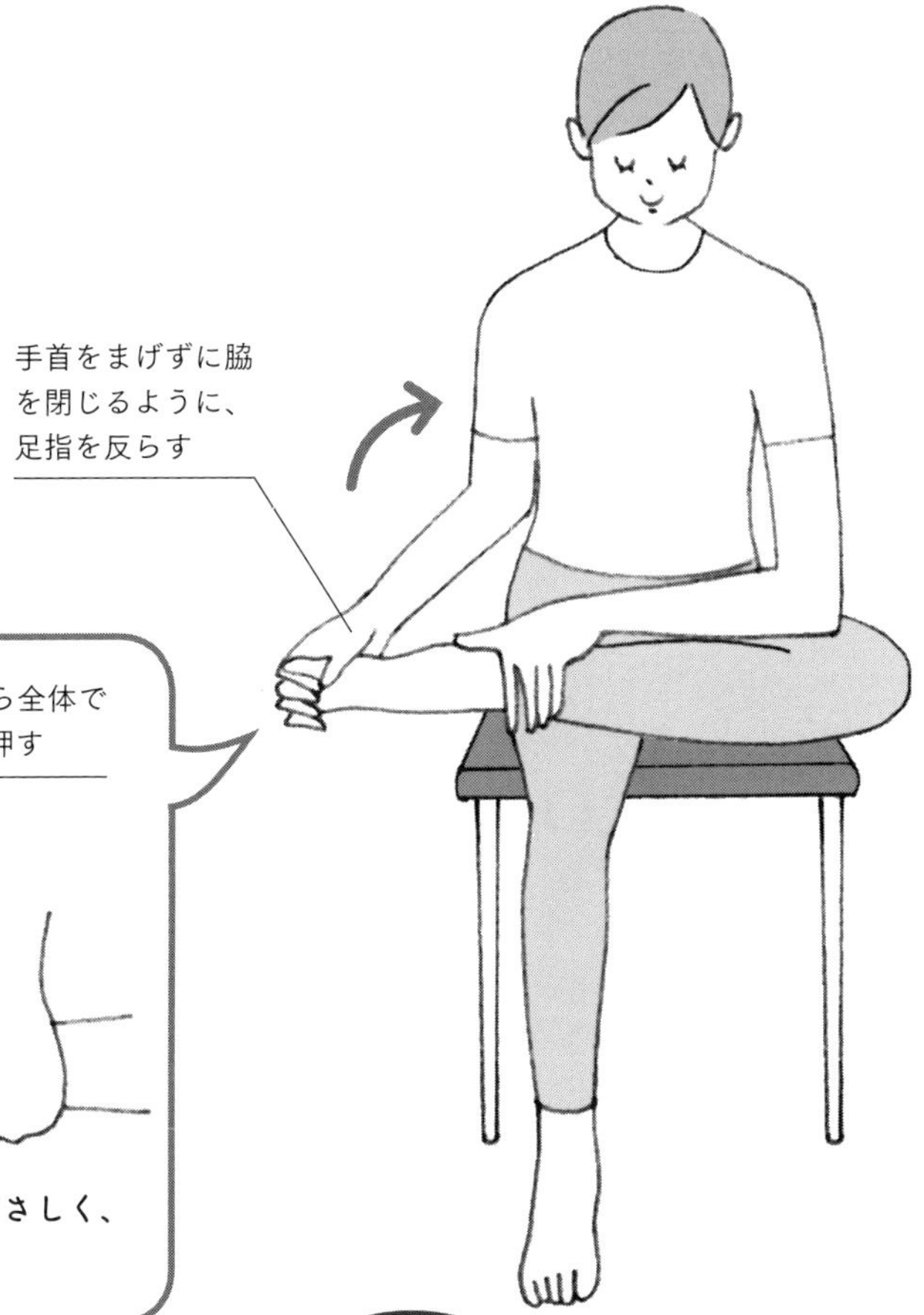
手首をまげずに脇
を閉じるように、
足指を反らす

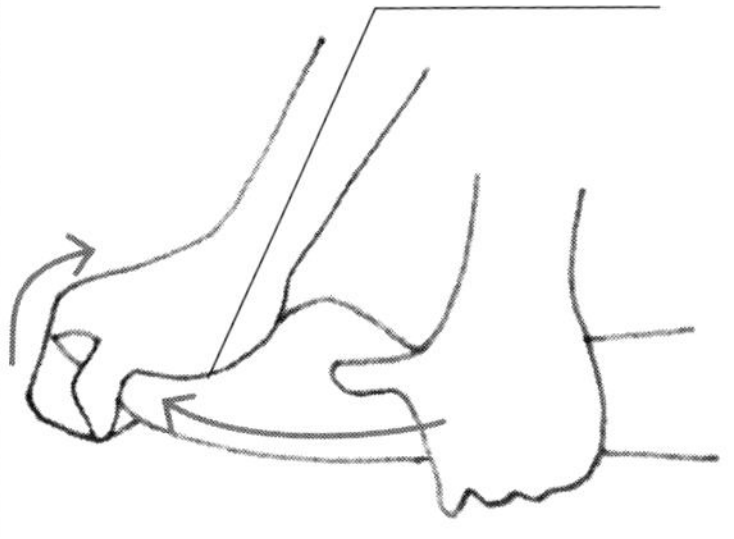
手のひら全体で
足裏を押す

足の甲を伸ばすようにやさしく、
ゆっくりと。

POINT

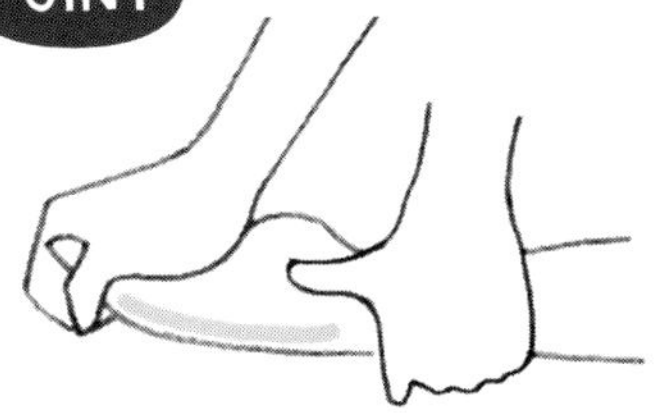

「長母趾伸筋」「短母趾伸筋」「長趾伸筋」
「短趾伸筋」などの筋肉を伸ばします。

【グー・チョキ・パー】足指を鍛える体操

力を入れて踏ん張れる足指に必要な筋力を強化していく運動です。基本ステップでしっかりとほぐしてから行いましょう。

STEP1 足指をまげ、グーにする。

10秒間キープ

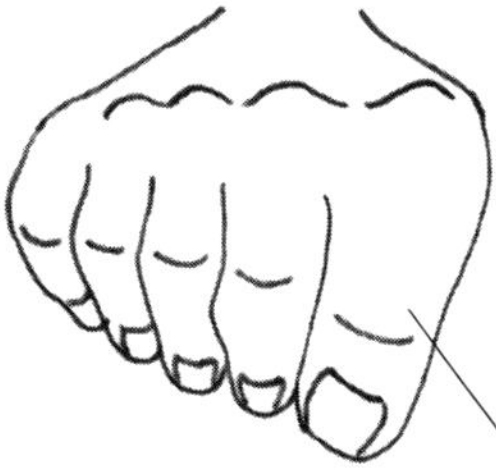
1～3関節がきちんとまげられ、正面から見たときに手のこぶしのように見える

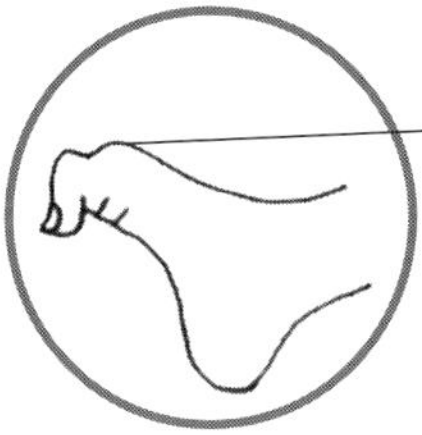
第３関節からまげる

STEP2 足指をチョキにし、親指と他の指を入れ替える。

30秒間くりかえす

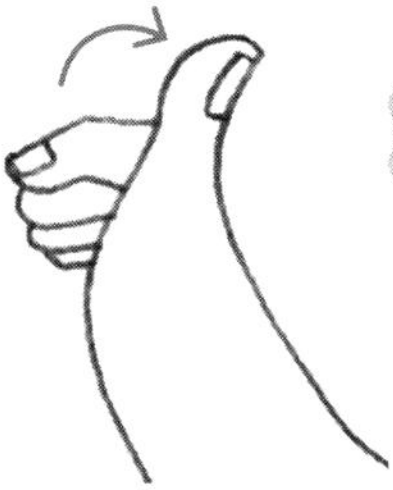

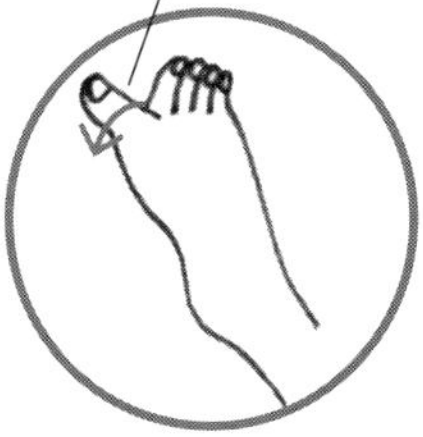
パチンと音が鳴るくらいはじくことができればベスト

STEP3 足指を広げて、パーにする。

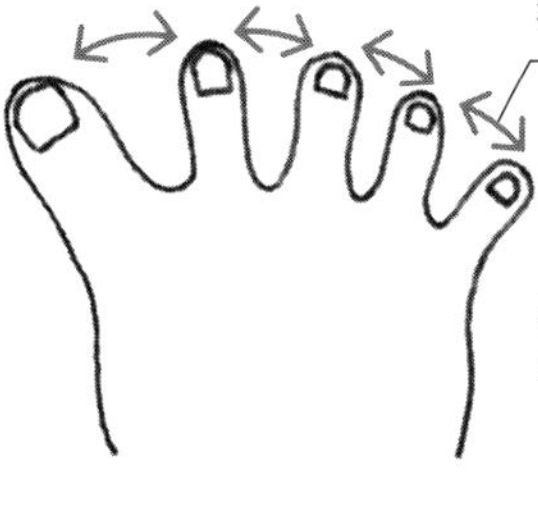
それぞれの指の間を等間隔に開く

1分間キープ

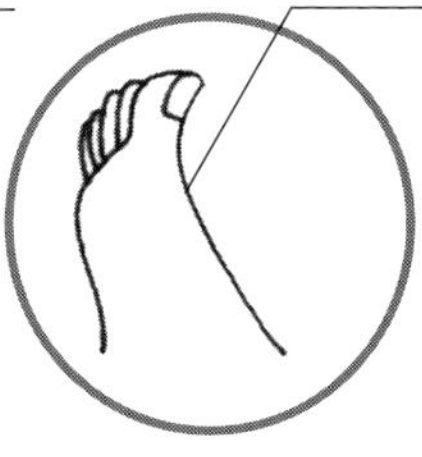
指が伸びて、前後にずれていない

STEP1～3を3回

反対側も同様に

STEP1 足を肩幅に開き、かかとを上げる。

【かかと上げ】

10秒間キープ×10回

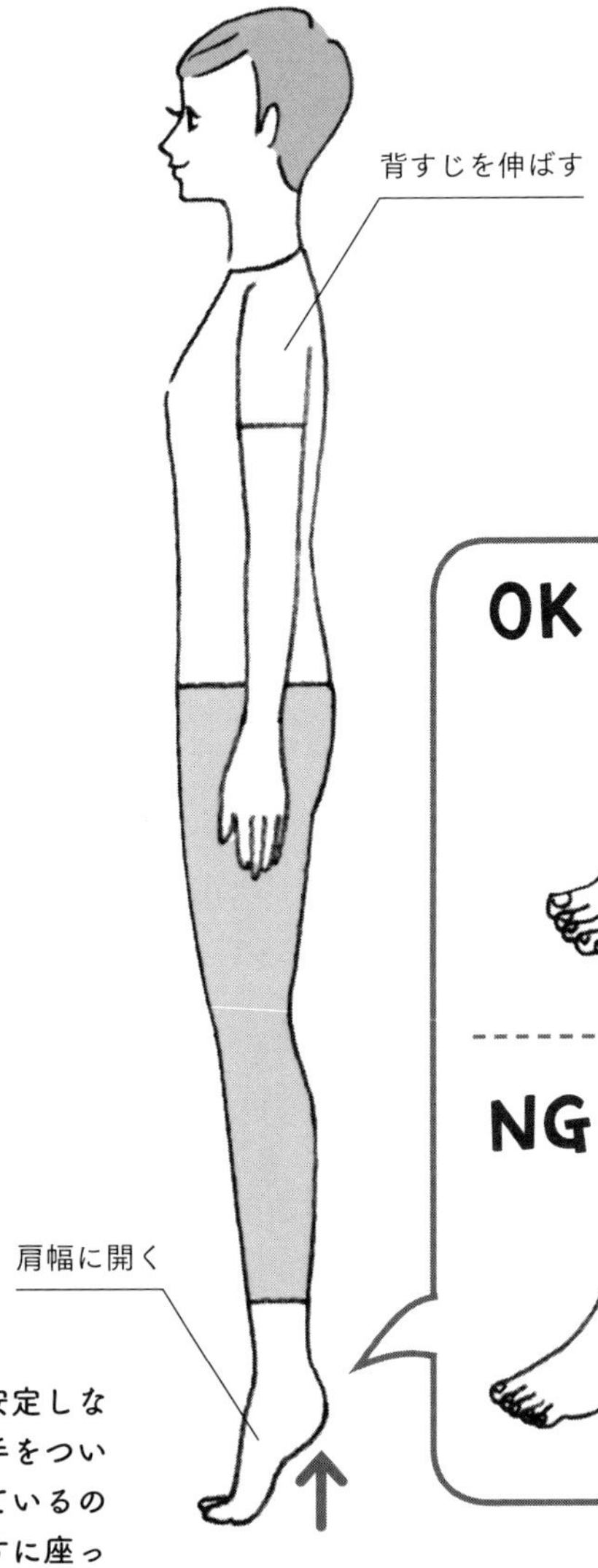
背すじを伸ばす
肩幅に開く

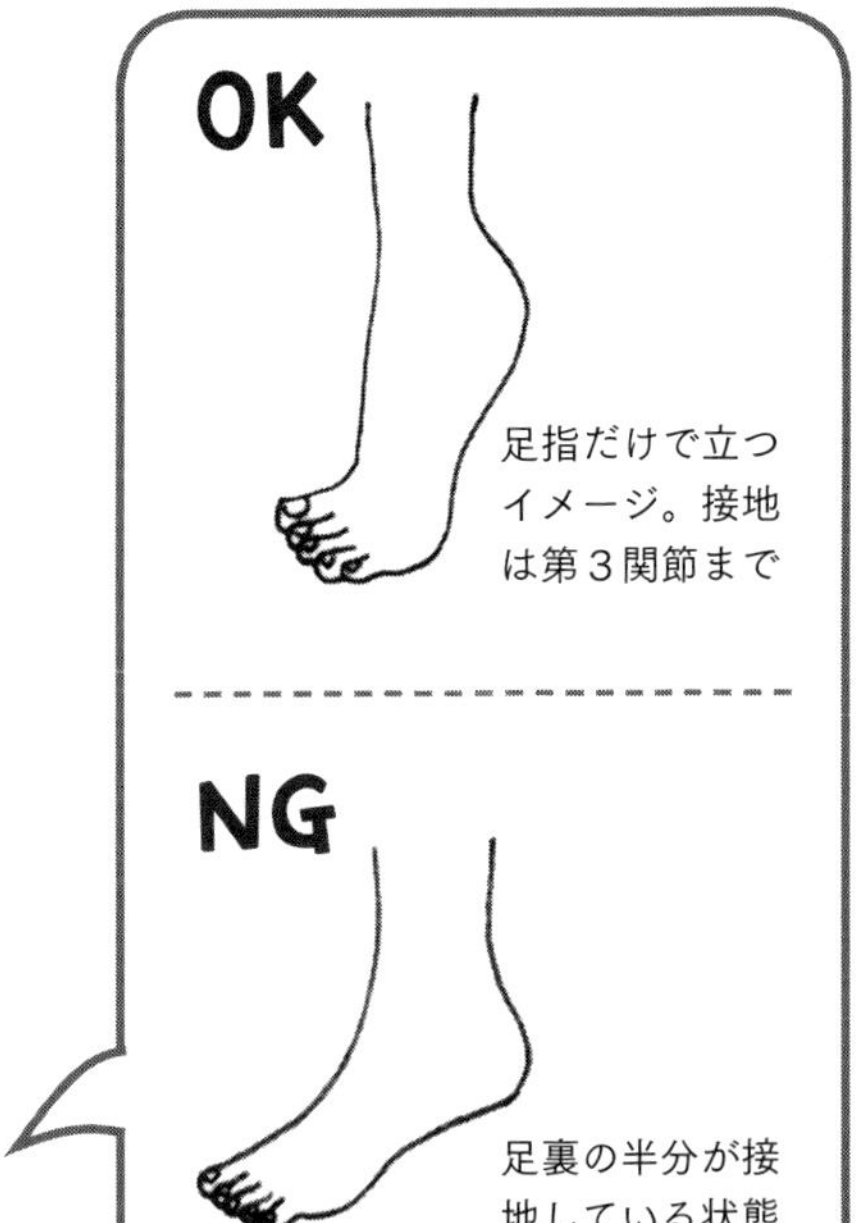
OK
足指だけで立つイメージ。接地は第３関節まで
NG
足裏の半分が接地している状態

ふらついて体勢が安定しない場合は机や壁に手をついて行います。立っているのが難しい場合はいすに座って行いましょう。

【片足立ち】

STEP 1　クッションの上に片足で立ちバランスをとる。

準備するもの
薄めのクッションやヨガマットなど少しクッション性があり、滑らない敷物

30秒間キープ×2回

反対側も同様に

背すじを伸ばす
足が少し沈む程度で滑らないもの

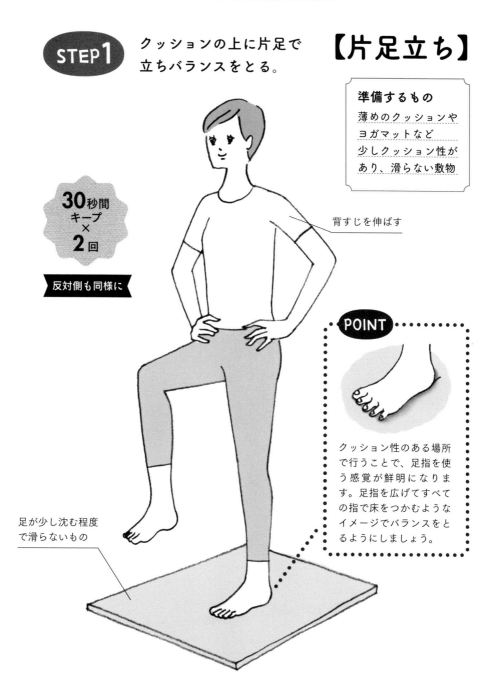

POINT

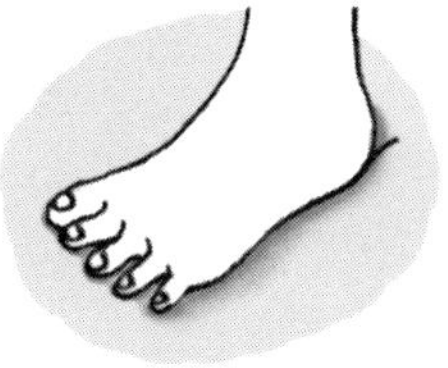

クッション性のある場所で行うことで、足指を使う感覚が鮮明になります。足指を広げてすべての指で床をつかむようなイメージでバランスをとるようにしましょう。

【高這い】

STEP1 床にひざと手をつき、四つ這いになる。

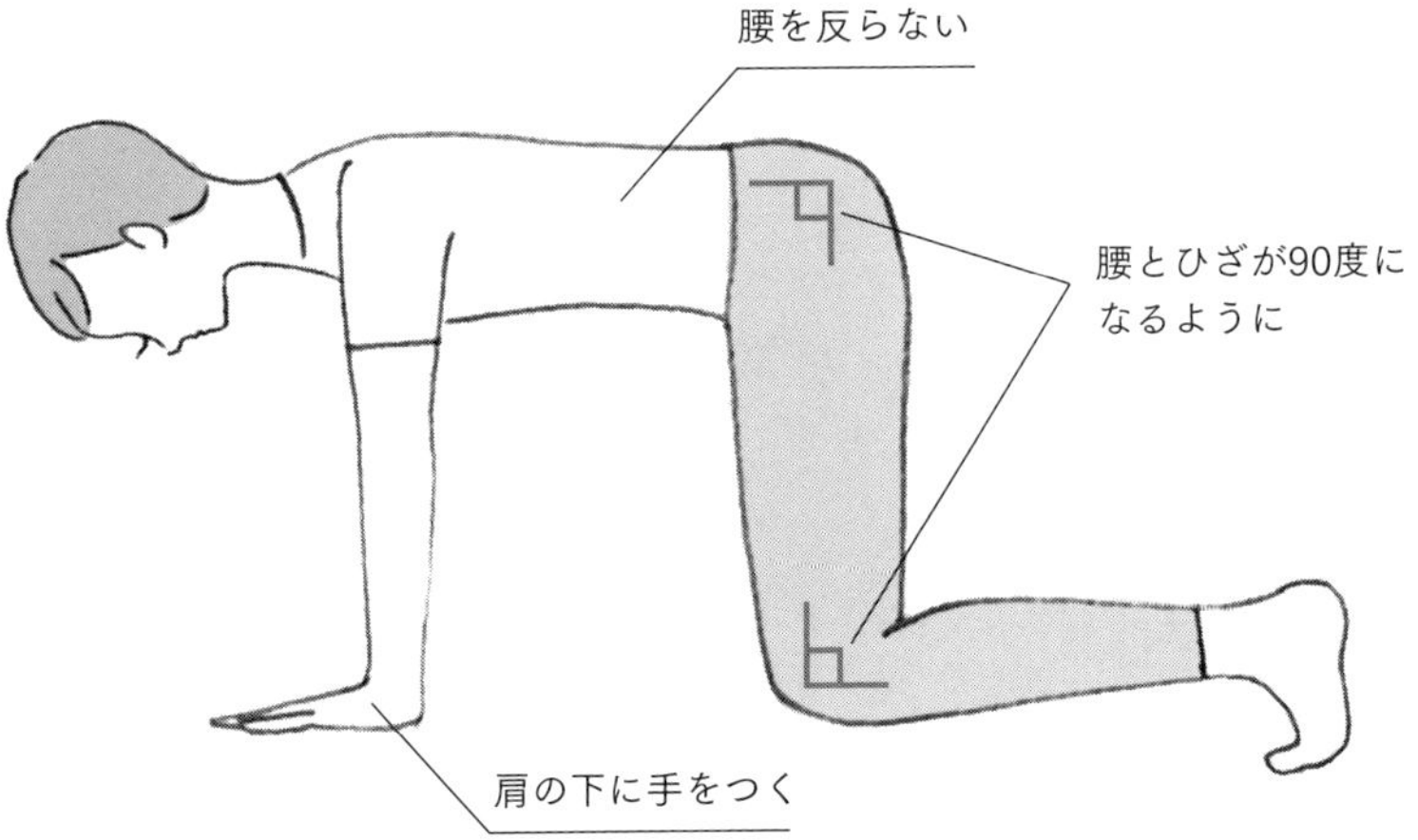

腰を反らない
腰とひざが90度になるように
肩の下に手をつく

STEP2 ひじとひざを伸ばし、お尻を上げる。

30秒間キープ×3セット

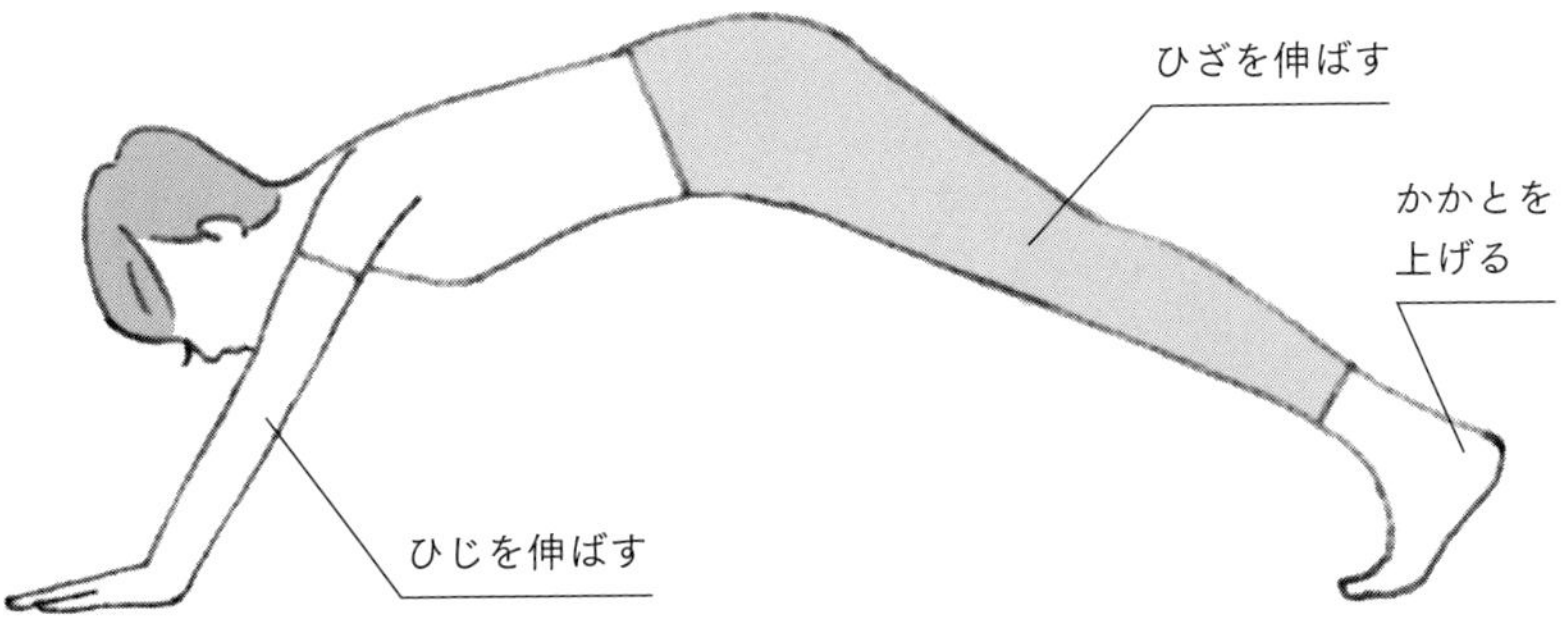

ひざを伸ばす
かかとを上げる
ひじを伸ばす

第4章

足指を健康に保つ生活習慣

足を鍛える「小股歩き」がおすすめ

大きな歩幅の早歩きはNG

「足指つかみ」で足指の機能を回復させるのと同時に、毎日歩いて足に筋肉をつけましょう。この2つはセットと考えてください。「足指つかみ」だけでもダメ、歩くだけでもダメです。両方やらなければ効果はありません。「足指つかみ」を毎日5分間実践することと合わせて、ウォーキングの習慣も身につけましょう。

ただし、足を鍛える歩き方にはコツが必要です。一般的に推奨されているウォーキングのように、胸を張り、腕を大きく振りながら、広い歩幅で早歩きをする方法はおすすめできません。足指を十分使い、足に筋肉をつけていくためには、むしろ歩幅を小さくし、速度もややゆっくりめにするほうが効果的です。

歩幅を大きくすると足指が使えない

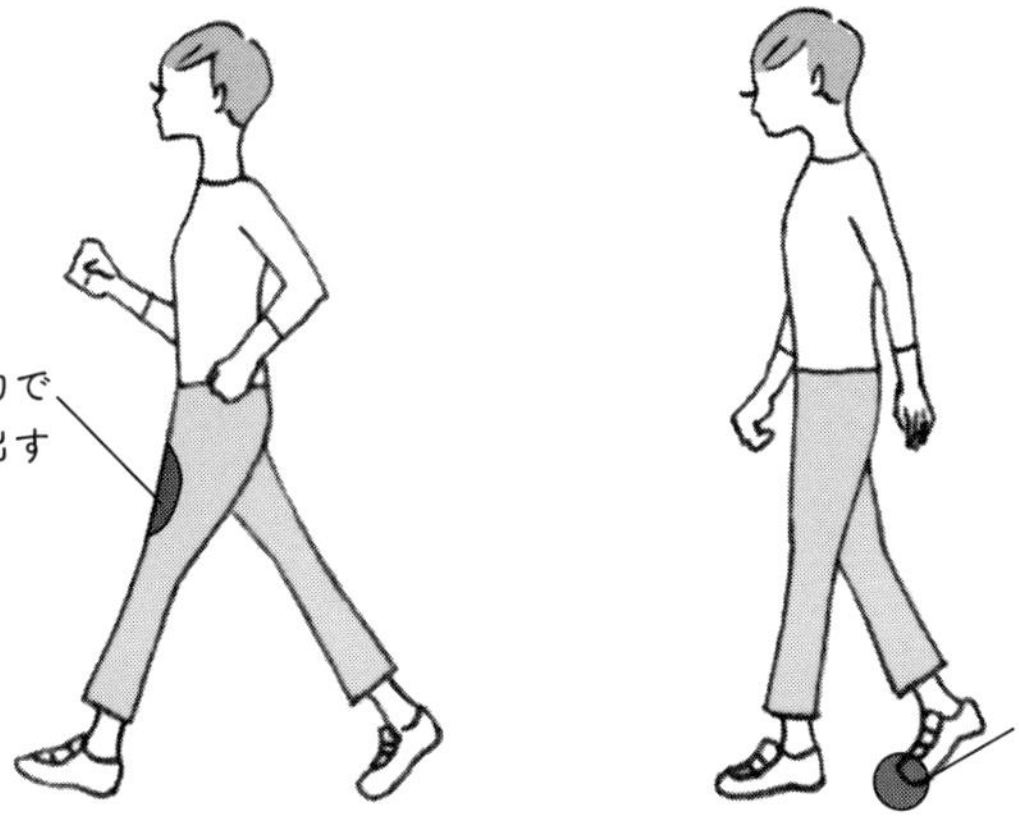
【大股歩き】
【小股歩き】
太ももの力で
足を前に出す
足指で地面を蹴って
前に進む

大股で歩くときは太ももの筋肉を使って前進するため、足指がうまく使えません。足指での蹴り上げができないと、ふくらはぎの筋肉も使えなくなり、足本来の機能が働かなくなります。

ハルメクＷＥＢ「湯浅慶朗の一生自分で歩く足育塾・６」をもとに改変

その理由は、歩幅を大きくしすぎると、太ももの前側の筋肉（大腿四頭筋）の力を使って足を前に出してしまうため、足指が十分に使えなくなるからです。その結果、足指の動きが小さくなって踏み返しがしっかりできず、蹴り上げによってふくらはぎの筋肉を鍛えることも、足底腱膜を巻き上げてアーチをつくることもできなくなってしまいます。

また、大股で早歩きをしようとすると、大腿部や下腿部に負荷がかかり、肉離れや筋肉痛が起こったり、ひざや腰の痛みが生じたりするほか、めまいや頭痛などの症状が出やすくなることがわかっています。さらに、最近の海外の研究のなかには、大股で歩くウォーキングは、ダイエットにもあまり効果的ではないという報告もあります。

後ろ歩きの歩幅と速度が目安

「小股でゆっくり」と言われても、どのくらいの歩幅と速度で歩けばよいのかわからない人もいるでしょう。その場合は、まず、後ろ向きで歩いてみてください。後ろ向きで歩くときは、目で前方が確認できないので、足指に頼った歩き方になります。足指がうまく使えていない人ほど、小股で速度も遅くなるのです。つまり、後ろ歩きと同じ歩幅、同じ速度で歩くことで、足指の機能を駆使したウォーキングが可能になるということです。

歩幅を小さくすると、足指をしっかり伸ばして地面を蹴り上げることができるので、足指を鍛え、足の筋肉をつけ、ふくらはぎにも刺激を与えることができます。また、太ももの筋肉に頼らずに歩けるので、筋肉痛やケガの予防にもなります。安全性の面からも、足の筋力アップの面からも、小さな歩幅で歩く「小股歩き」がおすすめなのです。

足の筋肉を鍛える「小股歩き」

「小股歩き」のコツは、視線はやや下向きに、歩幅は狭く、ひざや腰には力を入れずに自然体で歩くことです。そして、足指で地面をつかみ、体を前に押し出すイメージで歩きます。

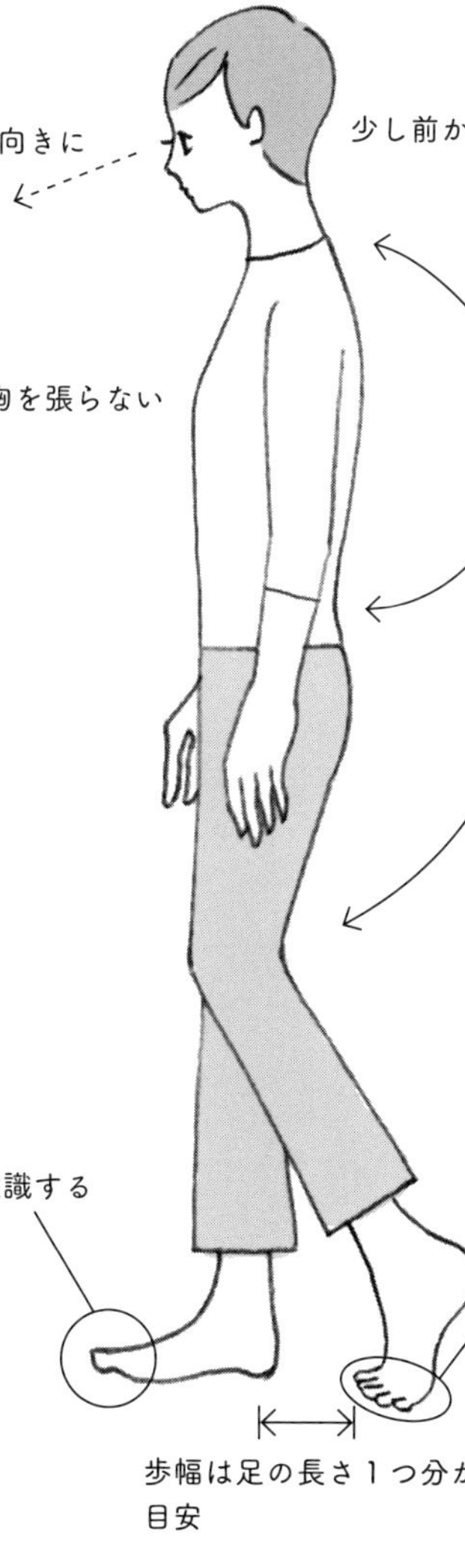
視線はやや下向きに
少し前かがみになる感じ
胸を張らない
肩・腰・ひざの
力は抜く
足指を意識する
地面をつかむような
イメージで
歩幅は足の長さ１つ分が
目安

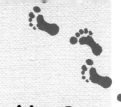

1日最低7000歩、外で歩きましょう

目標は1日7000歩以上

足指の機能を取り戻し、足の筋肉をつけるために、毎日「足指つかみ」を5分間実践することと合わせて、「小股歩き」でウォーキングをすることが大切です。歩数の目安は、1日最低7000歩。足の筋肉を鍛えることを踏まえれば、歩数は多いほど良いといえます。1万歩歩ける人は1万歩、2万歩歩ける人は2万歩歩いてください。

ただし、〝毎日続ける〟ということが重要なポイントであることも忘れないでほしいと思います。初日は張り切って2万歩歩けても、日にちが経つにつれ、歩数が減り、やがて歩かなくなってしまうというのでは意味がありません。歩き方も重要です。小股で、足指を意識しながら歩くわけですから、最初から多めの歩数にチャレンジするよりも、慣れてきたら歩数を増やすというほうが長続きするでしょう。

室内よりも外で歩くほうが効果的

ウォーキングのもうひとつのポイントは〝外で歩く〟ということです。フィットネスジムでウォーキングマシンを使えばいいと思うかもしれませんが、ウォーキングは屋外で、日光を浴び、自然と親しみながら取り組むのがおすすめです。

骨の材料となるカルシウムの吸収を助けることで知られているビタミンDは、日光を浴びることによって体内で活性化されます。日光を浴び、ビタミンDの働きを促しながら歩けば、足の健康だけでなく、骨の健康にもプラスになるのです。

そして、何よりも、外で歩けば開放的な気持ちになり、ストレス解消になるという大きなメリットがあります。可能であれば、川沿いや緑の多い公園など、自然に親しめる環境で歩いてみましょう。自然のなかで歩けば、空気もおいしく、気分も爽快になります。歩くことが楽しくなれば、歩数もおのずと増えていきますし、毎日続けたくなるでしょう。

足の健康のために良い靴は「ひも靴」

足指の変形を防ぐ靴の条件

「足指つかみ」で足指の機能を回復させたとしても、普段はいている靴が足指の健康を害してしまうのであれば、努力の甲斐がありません。足指の変形が進んでいる人のなかには、日常的に着用している靴に大きな原因があるケースも少なくありません。足指の健康を保つためには、靴選びや靴のはき方にまで細心の注意を払うことが求められます。

足の健康のために良い（足指の変形を防ぐ）靴の条件は3つあります。①ひも靴であること、②かかとが硬くて足首をしっかり固定できること、③足指の先に1～1・5㎝の余裕があり、靴のなかでも足指が動かせることです。

良い靴の条件

●ひも靴であること

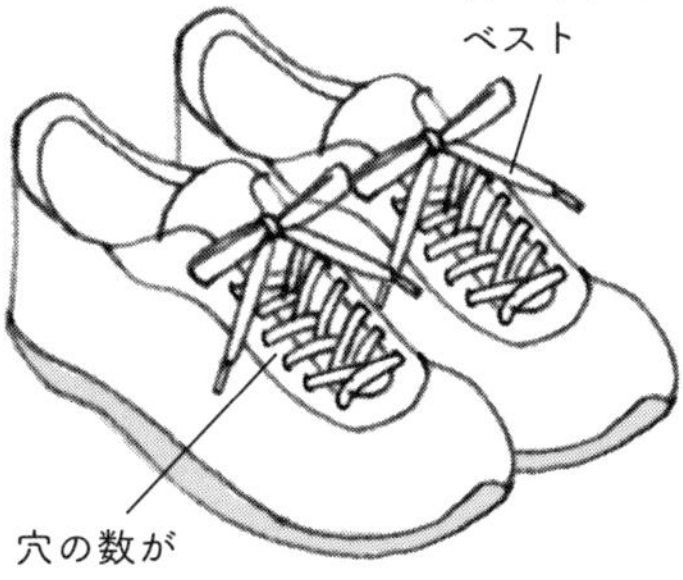
綿の平ひもが
ベスト
穴の数が
5つ以上

一人一人の足の形に合わせて、靴の形を靴ひもで調整できることが最大の利点。靴ひもは足の甲をしっかり固定するために締めるものなので、すべりにくい綿素材が良く、丸ひもより平ひものほうがゆるみにくく、おすすめです。

●かかとが硬く、型くずれしにくいこと

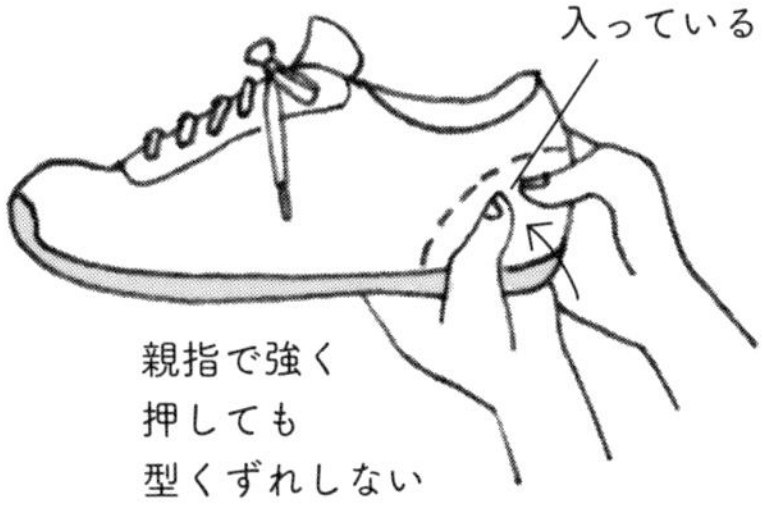
内側に硬い
「ヒールカウンター」が
入っている
親指で強く
押しても
型くずれしない

足指を動かすためには、かかとが固定されなければなりません。そのために、かかとをしっかり保持できる、硬い「ヒールカウンター」の入った、型くずれしにくい靴を選びます。

●足指の先にゆとりがあること

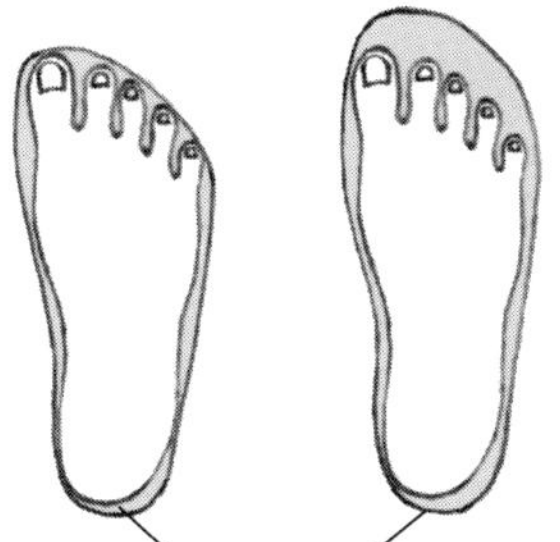
中敷

靴をはいた状態で、靴のなかで足指が自由に動かせることが重要です。足指の先に1～1.5cm程度のゆとりがあるとよいでしょう。

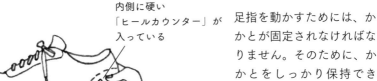

かかとがしっかりしたひも靴がおすすめ

まず、なぜひも靴が良いのかを説明しましょう。足指をしっかり使いながら歩くためには、靴が足指の動きを妨げないようにしなければなりません。そのためには、足指が伸びて動かせる必要があります。靴のなかで足指を動かすには、足が固定され、足が靴のなかですべらない状態を保つことがポイントなのです。

ひも靴の場合、ひもで甲の部分を固定することができるため、靴のなかで足がすべることがありません。しかも、既製品であっても、一人一人の足の形に合わせてひもの締め方を調整することができます。ですから、ひも靴がベストなのです。

2つめに、かかとが硬く、しっかりとした靴を選びましょう。かかとの部分がやわらかく、型くずれしやすい靴は、かかとが安定せず、ぐらつきやすくなります。足元が安定しないと体の重心もずれやすくなりますし、姿勢も乱れます。足も疲れやすくなるため、おすすめできません。靴のかかとのカーブ部分に入っている「ヒールカウンター」という芯材があるのですが、それが硬く、長い靴はかかとをしっかり保持してくれます。

「シャンク」のある靴の見分け方

●「シャンク」のない靴

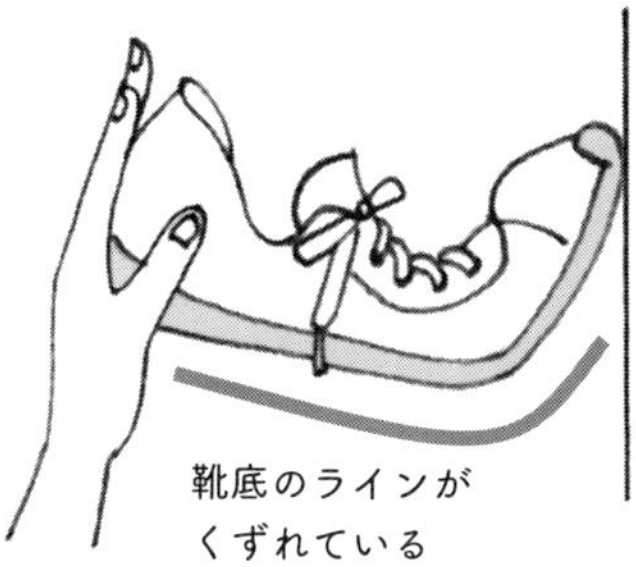

●「シャンク」のある靴

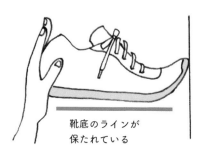

「シャンク」のない靴は、両手で簡単にねじることができます。また、つま先部分を壁に押し当てると、靴底全体がぐにゃっとまがってしまいます。「シャンク」のある靴は、足指のつけ根部分で折れまがりますが、靴底のラインは保たれ、靴が型くずれすることはありません。

また、靴底に金属でできた「シャンク」と呼ばれる芯材が入っているものは、足裏のアーチを支え、体重がかかっても靴がゆがまないように保持する役割をしてくれます。靴を選ぶときは、「シャンク」の入ったものを選びましょう。

3つめに大切なことは、指先にゆとりがあることです。靴のなかでも足指が伸び、自由に動かすことができなければいけません。靴をはいた時点ですでに足指の先に靴が当たるようでは、歩行時や踏ん張るときに指がかがんでしまいます。指先に1～1・5㎝の余裕があればよいでしょう。

これらの3つのポイントに留意して靴を選んでみてください。

正しい靴のはき方を知っておく

靴べらを使ってかかとを入れる

足指を変形させないためには、靴のはき方にも配慮が必要です。「ヒールカウンター（靴のかかと部分）」が型くずれすると、足のかかとがしっかり固定されなくなるため、足がすべって足指が使えなくなります。ですから、「ヒールカウンター」を劣化させないことが非常に重要になります。

そのためには、「かかとを踏まないこと」が鉄則です。靴をはくときは、必ず靴べらを使って「ヒールカウンター」を保持しながら、かかとを靴のなかにすべり込ませます。「ヒールカウンター」を踏みつけて芯が一度まがってしまうと、もう元には戻りません。そうなった靴をはいて過ごせば、かかとが固定されないため、足指はうま

靴をはくときに気をつけること

かかとで地面にたたく

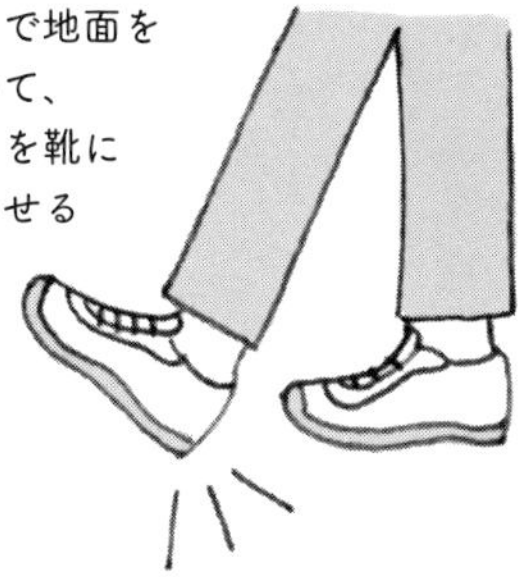
かかとで地面を
たたいて、
かかとを靴に
密着させる

靴のかかと部分を踏まないように注意します。一度折れまがってしまった靴のかかとは元に戻らず、足を固定する機能も果たせなくなります。

靴べらを使ってかかとを入れる

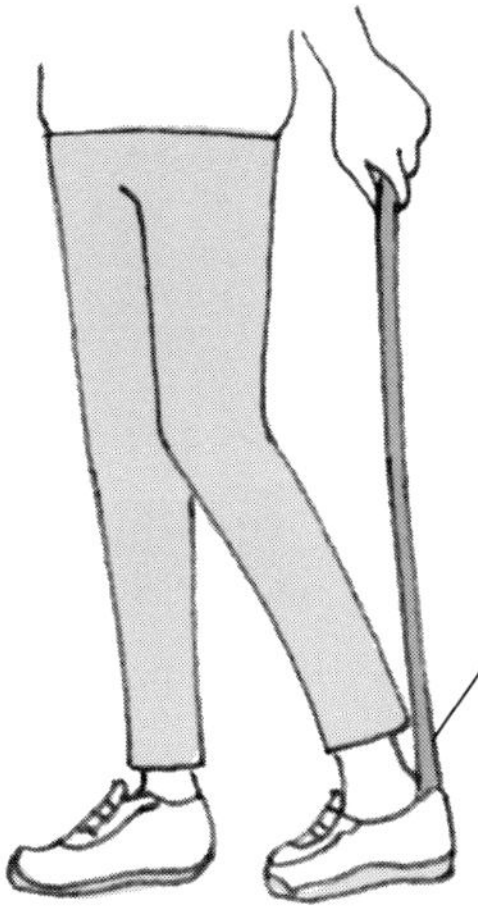
靴べらで
靴にかかとを
保持しながら
足を入れる

く使えなくなります。ですから、靴のかかと部分は絶対に踏んではならないのです。

　かかとが靴のなかに入ったら、かかと側で地面を軽くトントンとたたきます。多くの人は靴をはくときにつま先のほうで地面をたたきますが、これは間違いです。

　かかと側でたたくと、足が靴のかかと部分に密着し、その結果として、つま先側に少しすき間ができます。つまり、つま先に余裕ができて足指が動かしやすくなるのです。この状態が、正しく靴をはいている状態といえます。

靴ひもは体重をのせて結ぶ

　そして、最後に靴ひもを結びます。靴ひ

もは足の甲を固定するものですが、結ぶときは、足に体重をのせることが重要です。体重がのると足の甲は重みで下がりますが、いすに座るなどして、体重がのっていない状態では足の甲は高くなります。甲が高い状態でひもを結ぶと、立ち上がったときにひもがゆるんでしまうため、甲が低い状態で結ぶ必要があるのです。

片ひざを立てて、靴ひもを結ぶ足に体重をのせながら、ひもを結びましょう。靴ひもはつま先側から結びます。ひもを穴に通すときは、穴の上から下へ通すと、甲がしっかり固定されます。靴を脱ぐときは靴のかかと部分を手で固定しながら、かかと側から脱ぐようにします。靴ひもがきついときは、ひもをゆるめてから脱ぎます。脱ぐときにもかかと部分を踏まないよう気をつけましょう。靴の形をくずさないように脱ぐのがポイントです。

面倒かもしれませんが、脱ぐときには靴ひもをゆるめ、はくときには再び体重をのせて、甲の部分をきつめに結び直します。靴ひもを1回結んだ状態で、何度も脱ぎはきを繰り返すことはできないと思ってください。それができるということは、靴ひもがゆるすぎるか、無理な着脱をして靴を傷めてしまっているかのどちらかです。足の健康のために、靴ひもを結ぶ手間を惜しまないようにしましょう。

靴ひもを結ぶときは体重をのせる

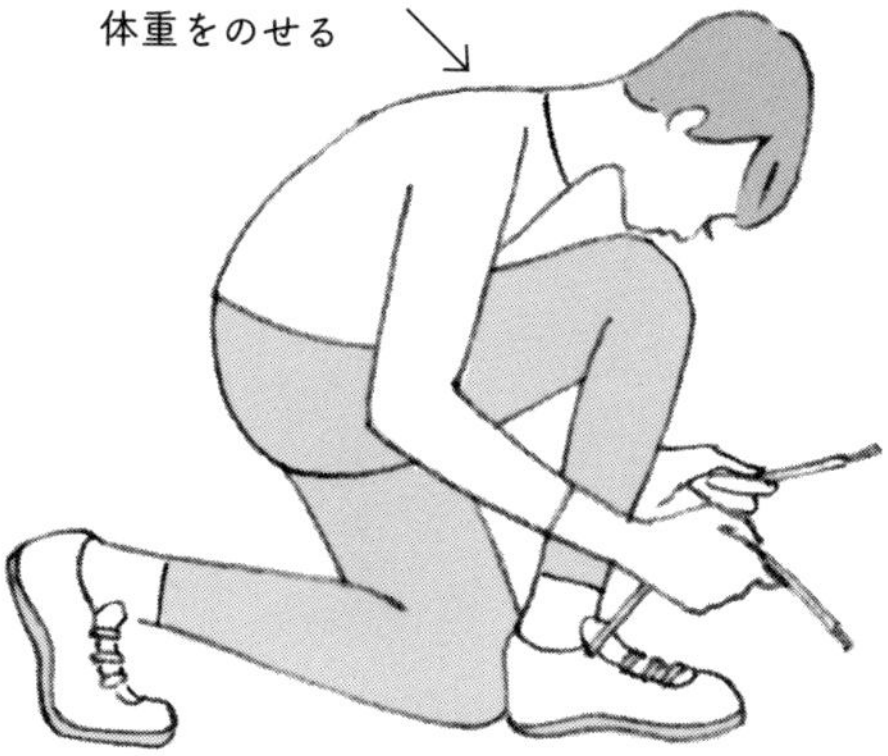
靴ひもを結ぶ足に
体重をのせる

靴ひもを結ぶ足に体重をのせることで、足の甲が低くなり、ひもをしっかり結ぶことができます。座った状態では足の甲が高くなるため、靴ひもを結んだあとに立ち上がると、ひもがゆるくなり、甲が固定できなくなります。

靴ひもの結び方

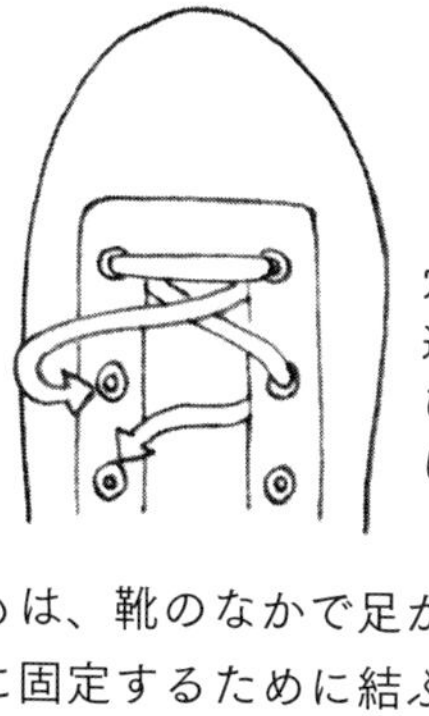
穴の上から下へ
通していくと
ひもがゆるみ
にくい

靴ひもは、靴のなかで足がすべらないように固定するために結ぶものです。甲の部分をしっかり結べば、足首に近い部分はゆるめに結んでも、足が動くことはありません。

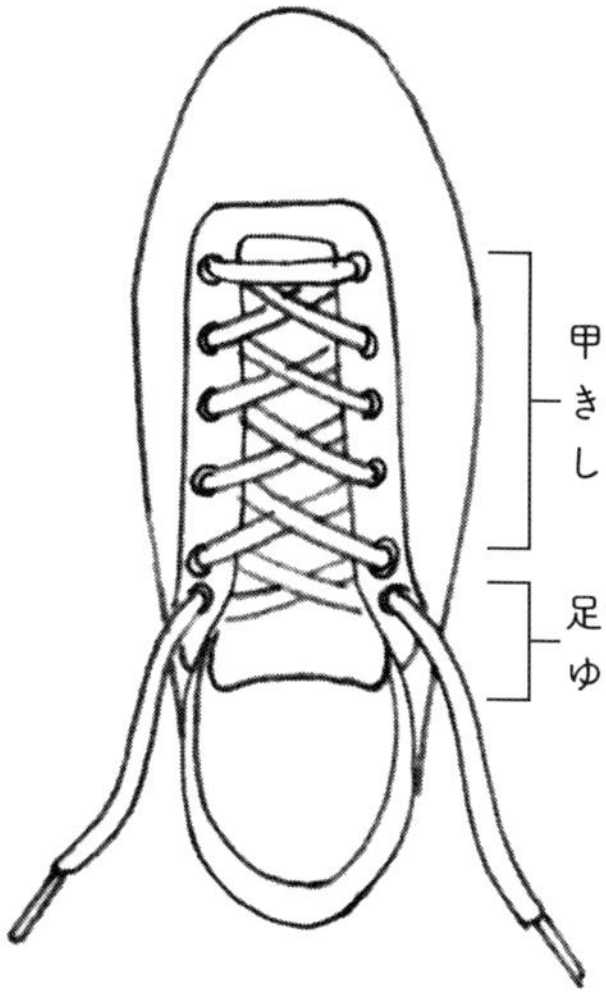
甲の部分は
きつめに
しっかり結ぶ
足首の部分は
ゆるめでもOK

靴下選びは素材にもこだわって

窮屈な靴下では足指は使えない

足に合わない靴が足指を変形させることは想像しやすいと思いますが、実は靴下も同じです。やわらかい布でできていて、足の形に合わせて形状も変わるので、足指に影響など及ぼすことはないと思っていませんか。試してみればわかりますが、一般的なチューブタイプ（足指が分かれていないタイプ）の靴下は、はいた状態で簡単に足指を広げることはできません。手の指も、ミトン（親指以外の指が分かれていない手袋）をつけたまま〝パー〟はできません。それと同じことです。

つまり、靴下をはいた状態の足指は自由に動かせないのです。ですから、裸足の状態でいるよりは、足指は使いにくくなるということです。このことを踏まえれば、チューブタイプの靴下はできるだけはかないほうがよいといえます。５本指に分かれ、足にフィットした靴下のほうがおすすめです。

加工していない天然素材がおすすめ

靴下選びのポイントはもうひとつあります。それは素材にこだわって選ぶということです。靴下をはいた足で靴をはくことになりますから、靴下の素材がすべりやすいものの場合、靴のなかで足がすべりやすくなります。足がすべると、靴のなかで足指が使えなくなるので、靴下はすべりにくい素材のものを選びましょう。

ナイロンやポリエステルなどの化繊はすべりやすいのでおすすめできません。天然素材が好ましく、綿１００％のものなら安心です。しかし、最近は、素材は綿でも、表面にシルクのような光沢をもたせる加工を施したものも出回っています。このような加工をしたものは、布の表面がツルツルしてすべりやすいので避けましょう。

このほか、引き締め効果のあるものや着圧ソックス、弾性ソックスなどは、圧がかかることで筋肉が硬直しやすくなるとともに、血流を阻害して冷えをまねくおそれがあります。こうした点からも、おすすめはしません。

室内では裸足で過ごしましょう

スリッパをはく習慣はやめる

畳敷きの和室が少なくなり、フローリングの部屋で過ごす家庭が増えています。それに伴い、室内でスリッパをはく習慣が定着してきました。しかし、足指を使うという点からすると、スリッパははかないほうがよいといえます。

スリッパは幅広で、足指の自由が利きそうに見えるかもしれませんが、スリッパ自体に足が固定されないため、非常に歩きづらい〝はきもの〟です。普通に歩くとスリッパが脱げそうになるため、脱げないように、足指を反らしてスリッパを引っ掛けながら歩かなくてはなりません。常に足指を反らせて歩くようになるため、「浮き指（74ページ参照）」になりやすく、また足がすべらないように指をまげてスリッパを押

スリッパをはくと「浮き指」や「かがみ指」になる

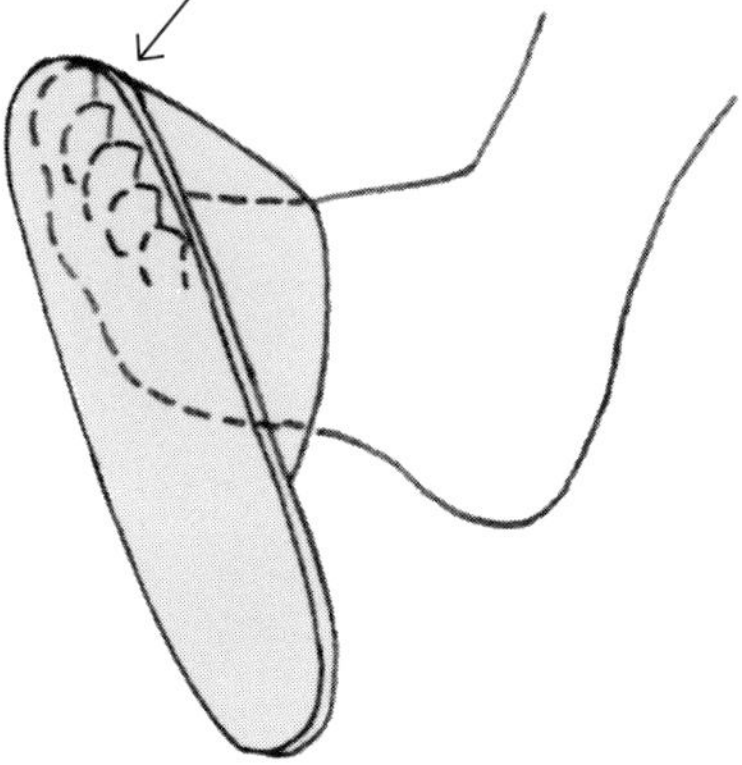
スリッパが脱げないように
足指を反らして引っ掛ける

スリッパは足が固定されないので脱げやすく、足指を反らして引っ掛けながら歩かなくてはなりません。そのため、「浮き指」になりやすいことがわかっています。また、足がすべりやすいので、指でスリッパを押さえながら歩こうとして「かがみ指」にもなりやすいといえます。

さえながら歩くため、「かがみ指（74ページ参照）」のリスクも高まります。

裸足になって足指を解放しましょう

足指にとって一番良い環境は、何もはいていない裸足の状態です。外出時は靴や靴下をはかないわけにはいきませんが、せめて家で過ごすときくらいは、足指のために裸足になりましょう。

靴下をはくことも足指の自由が利きにくくなるので、おすすめしません。「何もはかないでいると足が冷える」という人がいますが、足指を使って動かすほうが血流も良くなり、温かくなります。ぜひ、裸足の生活に慣れてみてください。

サンダル・ブーツ・長靴にも要注意

足が固定されない靴はＮＧ

良い靴の条件は、足指の自由が利いた状態で足が固定されることです。その点からすると、サンダル、ブーツや長靴の多くが条件を満たしていません。

夏には、ぞうりや下駄、ビーチサンダルをはく機会も多いことでしょう。これらのはきものは、足が解放されて健康的なように思われるかもしれませんが、足が固定されないはきものなので悪影響が大きいといえます。ぞうりや下駄、ビーチサンダルは、親指と人差し指で鼻緒をはさんで歩くものです。かかとが固定されていないため、足がすべりやすく、鼻緒をギュッと指ではさみながら、指先に力を入れて歩かないと脱げてしまいます。指先に力を入れることでストッパーの役割を果たし、はきも

ぞうりをはく足は「かがみ指」になりやすい

サンダルを選ぶなら…

どうしてもサンダルをはきたいのであれば、足の甲やかかとを面で覆うもの、足首を固定するストラップがついているものなど、足が固定されやすいものがおすすめです。

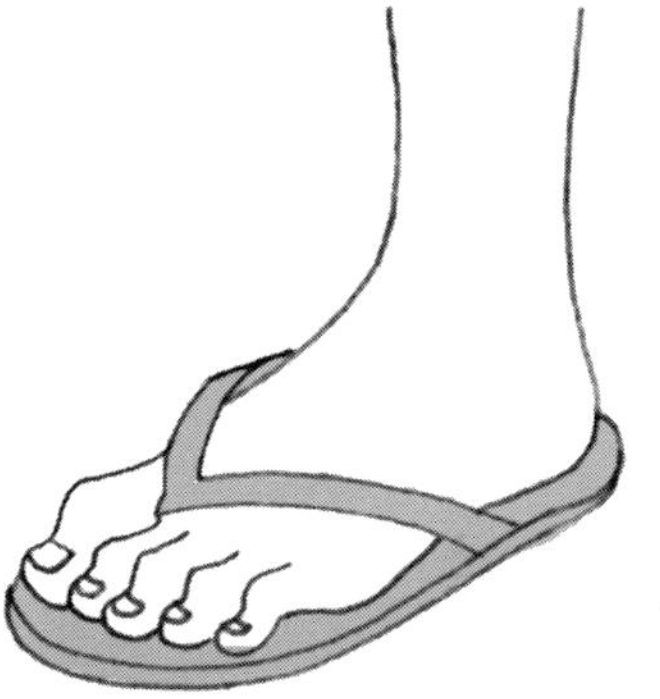

ぞうりやビーチサンダル、女性用のサンダルやミュールなど、足が靴に固定されないはきものは、足がすべりやすく、指先に力を入れて歩かなくてはならないため、「かがみ指」になりやすい。

のが脱げずに済むのです。

しかし、この歩き方をしていると、指先がまがり、「かがみ指（74ページ参照）」になってしまいます。「かがみ指」になると足指がうまく使えなくなり、足裏のアーチがくずれて「開張足（76ページ参照）」になって、さらに「外反母趾」や「内反小趾」（73ページ参照）を引き起こします。

「かがみ指」や「浮き指」は、あらゆる足指の変形の〝第一歩〟となるのです。

ですから、足の固定されないぞうりやサンダルなどははかないようにしましょう。どうしても、サンダルがはきたいときは、足首やかかとが固定されているデザインのものを選ぶようにします。

ブーツはかかとや甲が硬いものを

足が固定されないという意味では、ブーツや長靴（レインブーツ）も同じように、足指にとって好ましいはきものとはいえません。足を締めつけない、ゆるい靴が、足の健康に良いと思っている人も多いようですが、靴がゆるいということは足が固定されないということなので、靴のなかで足がすべりやすく、足指の健康を害しやすいのです。

特に、幅広のものや足首の部分が太めのものは、靴のなかで足が動きやすく、足が前にすべりやすくなります。その足のすべりを防ごうと、無意識のうちに足指がまがって指先に力が入り、「かがみ指」になってしまうのです。また、ぶかぶかの長靴は足に密着しないので安定せず、足を振り上げながら歩かないとならないため非常に疲れます。歩くときの姿勢も乱れやすくなることから、おすすめできません。

もし、どうしてもブーツをはきたいということであれば、かかとに硬い「ヒールカウンター」が埋め込まれていて、甲部分が足に密着してしっかり押さえられるデザインのものを選びましょう。足首部分が細くなっていて、足が固定されやすいブーツを

ブーツ選びのポイント

かかとに硬い「ヒールカウンター」が入っていて、足の甲部分がブーツに密着し、痛くない程度に締めつけられるものがベスト。足の甲が固定され、ブーツと足が一体化することが重要です。

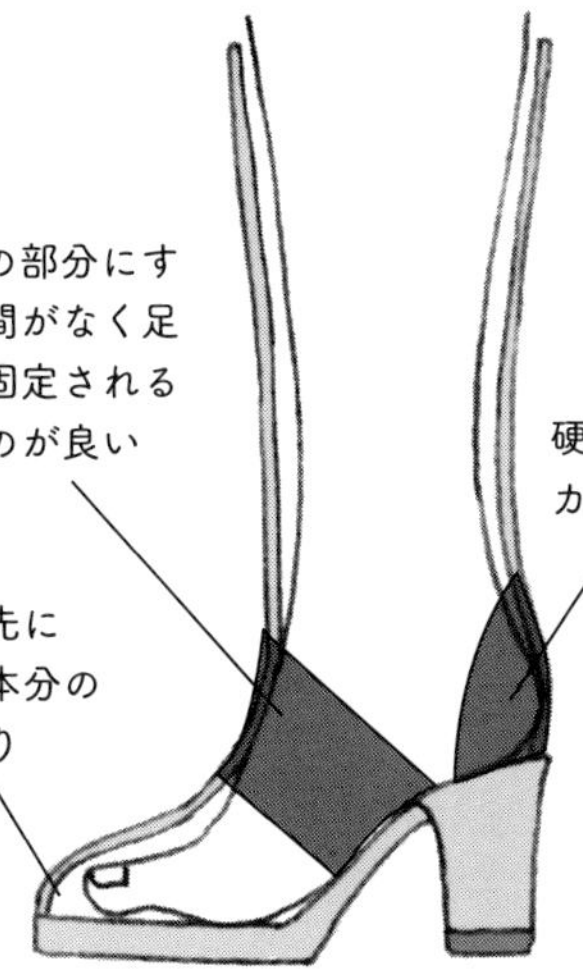
この部分にすき間がなく足が固定されるものが良い
硬いヒールカウンター
つま先に指1本分のゆとり

はき口は小さめが良い

はき口には指1本分の余裕があれば十分。はき口が小さく、足首部分が細めで、足首が固定されるものがおすすめです。

見つけてください。

サンダルやブーツのケースでわかるように、窮屈ではない、ゆるめの靴のほうが足に良いということではありません。足のために良いと勘違いをして、ワンサイズ大きい靴をはいたり、自分の足の幅をきちんと計測せずに、「3E」や「4E」の靴を買ったりする人がいますが、いずれも間違っています。〝締めつけないから足に良い〟という思い込みは捨てましょう。

そして、サイズは、パンプスやブーツなら自分の足の長さに約0・5㎝、スニーカーなら約1㎝プラスした数字が、最も適したサイズの目安になることも知っておきましょう。

その爪で足指が使えますか？

足指の爪は地面からの力を受け止める

足指を健康に保ち、十分機能させるためには、爪の切り方にも注意が必要です。足指の爪を短く切ってしまう人がいますが、自分の足指を上から見たときに、指のつま先が爪に隠れて見えない状態でなければなりません。爪の先から指が見えている場合は、爪が短すぎる「深爪」の状態といえます。

なぜ爪がある程度長くなければならないかというと、爪があることで、指先に力が入り、踏ん張りが利くようになるからです。私たちが立っているときや、歩行時に足を着地させているとき、足指は地面から受ける力を押し返すようにして踏ん張っています。足の指先に爪があることで、地面からの力をグッと受け止めて押し返すことが

深爪をすると「浮き指」になりやすい

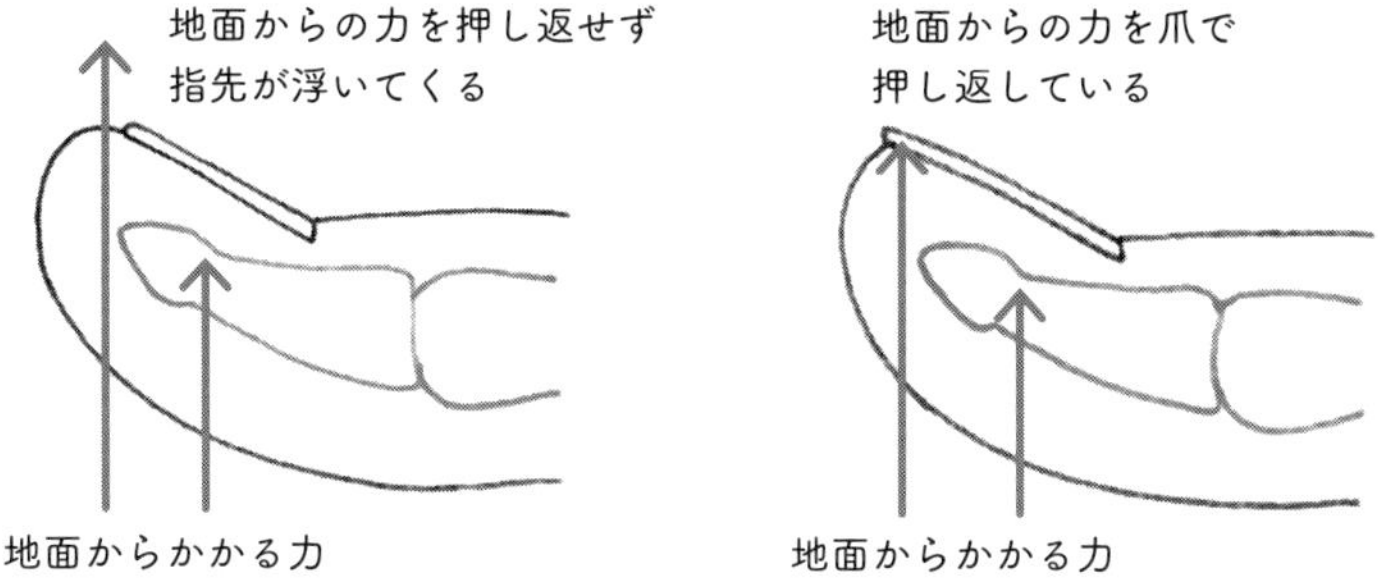
地面からの力を押し返せず
指先が浮いてくる
地面からかかる力
地面からの力を爪で
押し返している
地面からかかる力

爪が指先まで十分伸びていないと、地面からかかる力を受け止めきれず、その力に負けて指先が浮いてきて、「浮き指」になってしまい、足指の機能がしっかり果たせなくなります。

できているのです。

とりわけ、体重を支え、歩行時に地面を蹴り上げる役割を担っている親指の機能は重要です。親指の爪が短すぎると、体重を支え、地面を力強く蹴ることができなくなり、姿勢が安定しなくなります。

深爪は「浮き指」の原因になる

爪を短く切りすぎると、指先の部分の爪がなくなるため、地面からの力を受け止め、押し返すことができなくなります。その結果、次第に指が浮くようになり、「浮き指（74ページ参照）」になってしまうのです。

「浮き指」になると、足指を地面につけて踏ん張ることができなくなり、足裏のアーチがくずれ、体の重心も乱れて、股関節やひざなどに痛みが生じたり、腰まがりや背まがりが起こったりすることもあります。

子どもの頃から、爪は短く切っておくことが衛生上良いと教えられてきたかもしれませんが、足指の機能を保つためには深爪をしないように注意しなければなりません。

爪は四角い形になるように切る

爪の先は白い部分が1㎜程度残るように切りましょう。そうすれば、切りすぎることはありません。深爪をしないこととあわせて、爪の形も重要です。正しい切り方は「スクエアカット」と呼ばれる、四角い形にする切り方です。指の先端のラインに合わせて丸くしたり、山型にしたりする切り方も避けましょう。これらの切り方は、「巻き爪」や「陥入爪」(77ページ参照)の原因になります。

「巻き爪」や「陥入爪」になると、爪の両端が皮膚に食い込んでしまい、出血をしたり炎症を起こしたりします。そうなると、指先に力が入れられなくなるため、ますます足指を使わなくなってしまいます。「スクエアカット」に切るために、爪切りも刃の部分が弯曲していない、まっすぐなものを使うとよいでしょう。

正しい爪の切り方

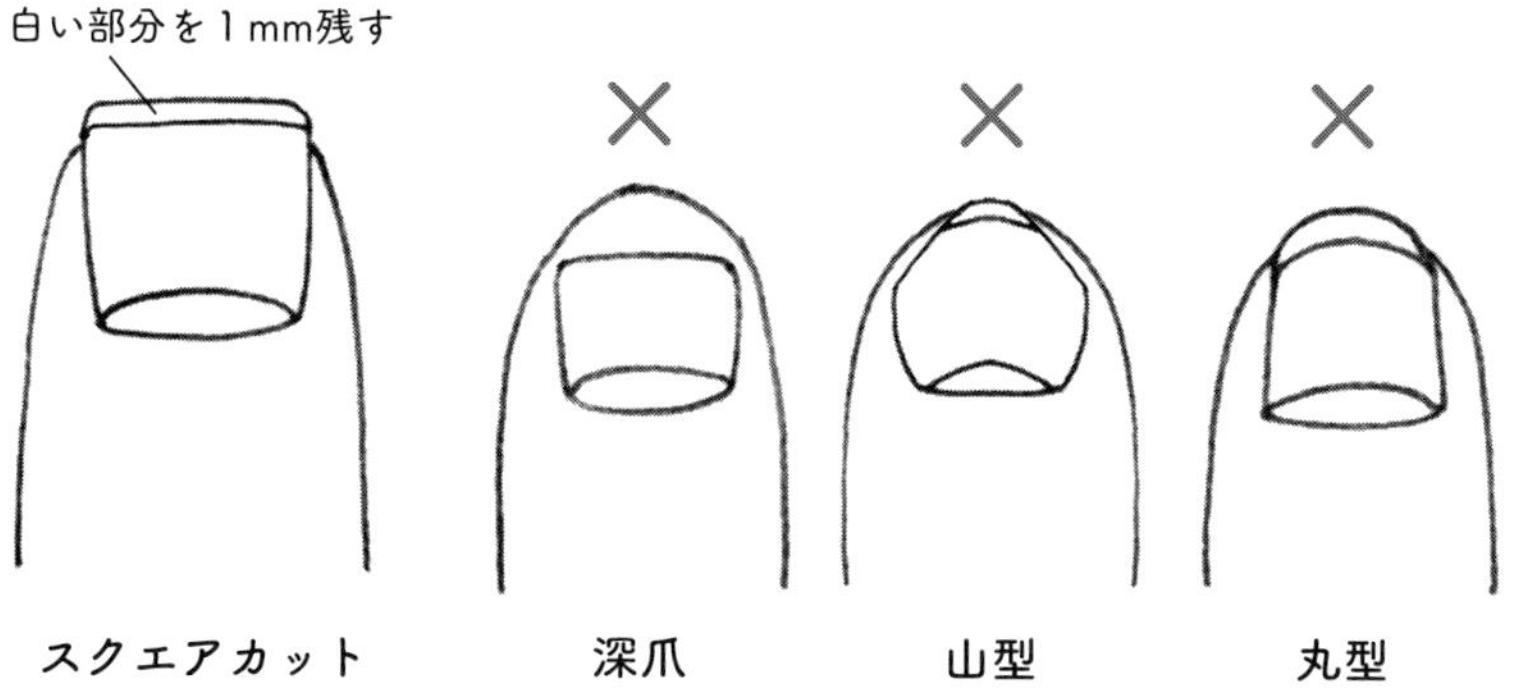
白い部分を１mm残す
×
×
×
スクエアカット
深爪
山型
丸型

正しい爪の切り方は、爪が四角くなる「スクエアカット」です。爪の両端が引っかからないように、ヤスリで角をとるとよいでしょう。

爪の先の白い部分が見えなくなるまで切ってしまうのは「深爪」です。「巻き爪」や「陥入爪」の原因になるので、山型や丸型に切るのもやめましょう。

爪切りの選び方

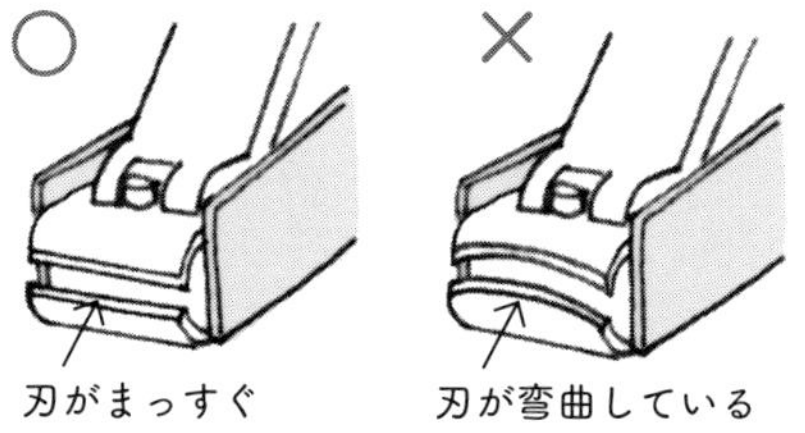
○
×
刃がまっすぐ
刃が弯曲している

爪を「スクエアカット」に切るためには、刃が直線になっている爪切りを使います。刃が弯曲しているものは、爪が丸く切れてしまうため、「深爪」になりやすく、おすすめできません。

ヤスリのかけ方

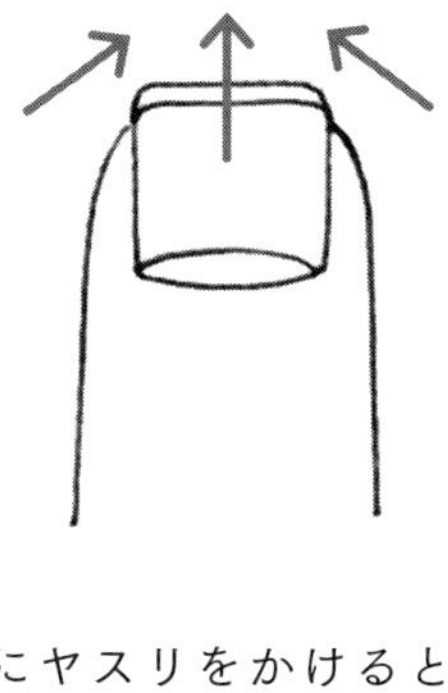

爪にヤスリをかけるときは、矢印の方向にかけます。爪が傷むので、ヤスリは一方向にかけ、往復させないようにしましょう。

姿勢を改善するため眠りの環境を整える

枕やマットの使い方に注意

市販の枕は一人一人の体型や姿勢に合わないことが多く、合わない枕を使い続けていると、体がゆがんだり、あちこちに痛みが生じたりします。基本的には、凹凸のある枕（中央が凹んでいる、首の部分が高くなっているなど）や、低反発・高反発素材（体圧分散型）の枕などはおすすめしません。

自分の姿勢に合う枕は、バスタオルを重ねて手作りしましょう。バスタオルを一枚ずつ重ねて、最もつばを飲み込みやすい高さに調整します。足指のケアを続けていると、姿勢も変わっていくので、枕の高さも変えていく必要があります。2週間〜1か月ごとにチェックし、高さを調節するとよいでしょう。3〜6か月ほどで枕の高さが一定になります。

　また、マットやマットレスを使わずに、いわゆる〝せんべい布団〟で寝るのが、姿勢のためには一番良いといえます。しかし、どうしても使いたいというのであれば、硬めのマットにしましょう。枕と同じく、凹凸があるマットや低反発・高反発素材（体圧分散型）のマットは避けます。ウォーターベッドのように、やわらかくて体が沈むような寝具は、体をゆがませる原因になります。

靴下をはいて寝るのもＮＧ

　寝るときに、「足が冷えるから」と靴下をはいたまま布団に入る人がいますが、靴下をはいた状態では足が圧迫され、筋肉がこわばってしまうのでやめましょう。足の筋肉が硬くなると、その上の骨盤や背骨も固まり、ゆがんでしまいます。その結果、体がリラックスできず、朝起きたときに腰や首が痛くなりやすいのです。

　湯たんぽも、就寝前に布団のなかを温めるという使い方なら良いですが、就寝中入れっぱなしにすることはやめましょう。布団のなかが温まりすぎると、体内を冷やそうとする機能が働き、安眠の妨げとなります。

おわりに

私は初めから今のような治療をしていたわけではありません。

高校の時にドキュメンタリー番組で歩けない患者さんを再び歩かせる仕事ぶりを見て感動を覚えたのが、私が医学の道を目指した動機です。

ところが、いざ現場で働き始めると理想と現実のギャップに悩まされました。病気はどんどん進行していき、それをくいとめる医学的手段が見つからない。もちろん改善する人もいますが、なかには治らないばかりか悪化してしまう人も。治療を教科書通りに行っても、歩けるようになる人が少ないのです。

「なぜよくならないのか」「どうしたらいいのか」答えが見つからない日々が続き、自信も意欲も絶え絶えになっていたころ、ふと妻の足を見たことが転機となりました。

地面に着くはずの足の小指が浮いているのです。私は浮いた小指が着くように、ストレッチやマッサージを続けました。そして1週間ほど経ち、それまでひどいO脚だったひざがくっついたのです。さらには小指が地面に着くことで脚の内側に力が入ることもわかりました。

「これを追及していけば、たくさんの人を救えるかもしれない」そんな想いで、足指の機能について勉強を始めました。しかし、教科書にも載っていない未知の分野、文献もありません。それでも答えは患者さんの足にあると信じ、足を診て、触り続けました。やがて足指をまっすぐに伸ばすだけで体が安定する人が続出したのです。

それが「Hand-standing（ハンドスタンディング）理論」の発見に繋がり、「ひろのば体操」や「YOSHIRO SOCKS」の開発にも繋がりました。

医学の世界は「結果に対するアプローチ」が多いと思います。たとえばひざの軟骨がすり減っていれば、手術や関節注射の対処療法で対処し、ひざが悪くなった「原因」を考えません。患者さんもひざが痛ければひざの問題、腰が痛ければ腰の問題と考えている人がほとんどです。

もちろん手術や関節注射を行うことでADLやQOLが上がることは否定しません。結果に対するアプローチも大切と考えますが、原因に対するアプローチを行うことで、治療と予防を融合させた再発のない革新的な治療を提供できると考えています。

私の夢は道具を使わない医療の構築です。

道具（医療機器）や薬にはお金がかかりますが、日本には国民皆保険制度があり、国民が平等に医療を受けることができます。しかし、長期治療やより高度な医療を受けるには、やはり負担は少なくありません。

では、お金がないと健康になれないのか――私はそうは考えません。誰もが簡単に実践できるような改善・予防方法があれば、たくさんの人が健康に、幸せになれる。そう信じています。

そのためには、道具を使わず、「いつでも・どこでも・誰にでも・簡単に」できるもの、かつ体の本質的なものにアプローチするものでなければ意味がありません。

痛みや違和感といったものは「結果」としての症状です。結果を取り除く治療だけでは、原因が改善されていないため、再発を繰り返すばかりです。

足指はすべての基礎になる部分です。しかし、それが医学からスッポリと抜け落ちている。だからこそ、足指という分野を学術として広め、より治療成績の高い医療を提供したい、治療と予防を融合させた医療を提供したいと考えています。

私のところには「歩けない」「正座ができない」といった切実な悩みを抱えた患者さんが多くいらっしゃいます。ひざや腰、股関節などの痛みを訴える患者さんです。専門医から「手術するしかない」「もう治療法がない」と言われて来られる方もいらっしゃいます。そういった方に、足指の機能を改善する「ひろのば体操」に取り組んでいただいています。この書籍で紹介している方法です。

「もう歳だから」とおっしゃっていた80代、90代の患者さんでも毎日続けていただくことで、痛みが消え、歩けるまでに改善された方もいらっしゃいます。年齢を理由にしてあきらめてはいけません。病院で「治療法がない」と言われてもあきらめてはいけません。

足指を広げれば、何歳になっても体は変えられます。あきらめなければ、人間はどんな状態からでも回復する能力をもっています。多くの患者さんから教えてもらった事です。「自分の体は自分で変えよう」という気持ちがある限り、必ず症状は良くなっていくと私は信じています。

夢と希望と勇気をもって、足指を広げる「ひろのば体操」で人生を変えていただければ嬉しく思います。

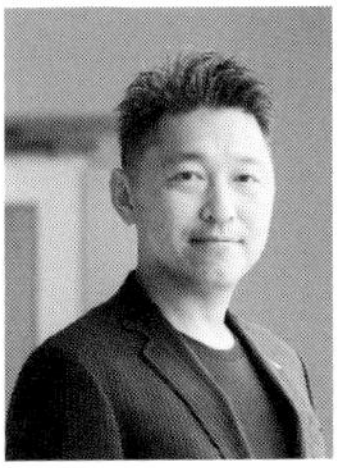

〈著者紹介〉

湯浅慶朗（ゆあさ・よしろう）

足指研究所 所長

YOSHIRO STUDIO 代表

1977年、宮崎県生まれ。老人指定病院での高齢者医療で、キャリアをスタートさせるが、思うような成果をあげられず、自らの力不足を痛感し5年で退職。一度、医療の世界から距離を置く。しかし、「歩けない人を歩けるようにしたい」という小さい頃からの夢をあきらめることができずに、研究を開始。長年O脚で悩んでいた妻の足指を伸ばしたところ、1週間でO脚が改善し、「姿勢」と「足指」に関係があることに気がつく。足指と姿勢・痛み・しびれなどとの関連性を研究し、足指を広げて伸ばす「ひろのば体操」や矯正用の5本指靴下「YOSHIRO SOCKS」を考案。6万人以上の治療実績を積みながら、リハビリテーションの安全性や効果検証を目的として、東京大学と共同研究も行う。病院のコンサルティング、商品開発、執筆や講演活動、プロデューサーなど幅広く活躍。著書に『1日5分！足指をそらすと健康になる』（PHP研究所）など多数。

本書では湯浅慶朗氏が足病医学に基づいて考案した、「ひろのば体操」を「足指つかみ」として紹介しています。

■参考webサイト

湯浅慶朗公式サイト・ひろのば体操　https://beauty.yoshiroyuasa.com/

ハルメクWeb「湯浅慶朗の一生自分で歩く足育塾」

https://halmek.co.jp/writer/167

たった5分の「足指つかみ」で腰も背中も一生まがらない！

2021年6月29日　第1版第1刷発行
2025年1月15日　第1版第26刷発行

著　者　湯浅慶朗
発行者　村上雅基
発行所　株式会社PHP研究所
京都本部　〒601-8411　京都市南区西九条北ノ内町11
〔内容のお問い合わせは〕暮らしデザイン出版部 ☎075-681-8732
〔購入のお問い合わせは〕普　及　グ　ル　ー　プ ☎075-681-8818
印刷所　株式会社光邦
製本所　東京美術紙工協業組合

ISBN978-4-569-84939-3